Contrôle continu du DEAS

Modules 1 à 8

Aide-soignant

Chez le même éditeur

Mémo-fiches AS, par J. Gassier, 2008, 256 pages.

Guide d'anatomie-physiologie aides-soignants et auxiliaires de puériculture, par le Géracfas et M.-T. Gourdon, B. Oller, M.-F. Bouilland, E. Sauvage, M. Joubard, M.-P. Retailleau, 2009, 192 pages.

Mises en situation professionnelle aide-soignant, par J. Gassier, C. Cordon, 2009, 144 pages.

VAE aide-soignant, module de formation obligatoire, par le Géracfas, M.-O. Rioufol, C. Cordon, C. Ponte, E. Sauvage, 2005, 128 pages.

Modules AS. Module 1, accompagnement d'une personne dans les actes de la vie quotidienne, par le Géracfas, E. Sauvage, M.-H. Abeille, M.-O. Rioufol, A. Blanchard, C. Cordon, C. Ponte, A. Vandaele, 2007, 160 pages.

Modules AS/AP. Module 2, état clinique d'une personne, par le Géracfas, M.-O. Rioufol, C. Cordon, 2006, 128 pages.

Modules AS. Module 3, soins, par le Géracfas, M.-H. Abeille, M.-O. Rioufol, C. Cordon, E. Creteur, F. Girard, A. Martocq, E. Sauvage, A. Vandaele, 2007, 272 pages.

Modules AS/AP. module 4, ergonomie, par le Géracfas, M. Bary, J. Courteaux, 2006, 144 pages.

Modules AS/AP. module 5, relation-communication, par le Géracfas, la directrice et les formateurs de Centre de formation des aides-soignants militaires, 2007, 128 pages.

Modules AS/AP. module 6, hygiène, par le Géracfas, F. Bordet, A. Joly, C. Larue, G. Loriette, 2006, 144 pages.

Modules AS/AP. module 7/8, transmission des informations et organisation du travail par le Géracfas, F. de Ligondes, M. Dol, G. Loriette, M.-F. Néau-Cottin, C. Ponte, M.-O. Rioufol, 2007, 96 pages.

Dans la collection « Formation et pratique de l'aide-soignant »

Fiches de soins, la règle d'orr de l'aide-soignant, par M.-O. Rioufol, 2008, 4e édition, 352 pages.

La personne âgée, rôle de l'aide-soignant en institution et à domicile, par M.-B. Beaulieu, 2001, 2e édition, 160 pages.

L'observation aide-soignante, par M.-O. Rioufol, 2004, 2e édition, 160 pages.

L'animation des personnes âgées en institution, par P. Crône, 2004, 128 pages.

Contrôle continu du DEAS

Modules 1 à 8

Aide-soignant

Géracfas (Groupement d'études, de recherche et d'action pour la formation d'aides-soignants)

Anne-Marie Frances
Directrice d'IFAS

Françoise Goubet
Directrice d'IFAS

Nadine Hallegouet
Formatrice

Nathalie Louis
Formatrice

Véronique Rupin
Directrice d'IFAS

ELSEVIER
MASSON

ISBN : 978-2-294-70771-1

ELSEVIER MASSON SAS – 62, rue Camille-Desmoulins – 92442 Issy-les-Moulineaux Cedex

Sommaire

Introduction

Cet ouvrage a comme objectif de faire comprendre et connaître les modalités de validation du diplôme d'État d'aide-soignant.

La validation permet de s'assurer que les objectifs de formation ont été atteints (lexicalement, la validation est un processus qui donne de la valeur aux connaissances en lien avec les objectifs de formation).

Les objectifs de formation sont stipulés dans le référentiel de formation : le niveau d'acquisition et les limites d'exigence ainsi que les modalités d'évaluation sont précisés dans chaque présentation de module.

Un récapitulatif des modalités d'évaluation se trouve à la fin de la présentation du référentiel de formation selon l'arrêté du 22 octobre 2005 concernant le programme de formation des aides-soignants.

Ces modalités d'évaluation précisent : « L'évaluation joue un rôle essentiel dans la dynamique enseignement-apprentissage (...) ».

Pour élaborer les indicateurs d'évaluation, il est nécessaire de :

– délimiter ce qui doit être évalué en raison de sa pertinence par rapport aux compétences visées ;

– sélectionner des modalités d'évaluation qui renseignent valablement sur le niveau d'acquisition réellement attendu chez les étudiants ;

– diversifier les situations d'évaluation ;

– rendre explicite aux étudiants les indicateurs et critères pris en compte pour l'évaluation.

Plusieurs types d'épreuves peuvent être organisées :

– des épreuves écrites ;

– des épreuves orales ;

– des épreuves pratiques ;

– des mises en situation professionnelles.

Ce livre présente différents types d'épreuves et leurs corrigés suivant le référentiel de formation des aides-soignants. Les épreuves sont détaillées et précisées pour chaque module.

Ces épreuves pourront être utilisées pour s'entraîner et tester ses connaissances suivant les modalités de validation du DEAS.

Pour chaque module, il est rappelé les modalités spécifiques de validation, les exigences attendues. De plus une méthodologie d'apprentissage est proposée pour faciliter les acquisitions et la mémorisation.

Les stages professionnels permettent d'enrichir les expériences et ainsi de développer une réflexion et une analyse qui complètent les apprentissages théoriques. Cette expérience professionnelle doit être utilisée pour alimenter l'élaboration des réponses aux différentes questions posées. L'expérience doit nourrir le développement des compétences, ces dernières étant la mobilisation des différents types de savoirs tant théorique que pratique et relationnel.

Les différentes rédactrices des épreuves proposées sont des formatrices en IFAS. Elles connaissent très bien le référentiel de formation ainsi que les modalités d'évaluation. Elles sont sensibles à la réussite des étudiants qui sont appelés à travailler avec compétence auprès des personnes ayant besoin de soins d'hygiène et de confort relevant de la fonction aide-soignante. Elles espèrent que ce livre leur permettra d'acquérir une méthodologie de travail facilitant leur validation et donc leur qualification.

Anne-Marie Frances
DESS d'Ingénierie Stratégie de formation pour adulte de l'Université de Nantes

MODULE 1

Accompagnement d'une personne dans les actes de la vie quotidienne

MODULE 1

Conseils méthodologiques

Présentation de l'épreuve

Compétences

Accompagner une personne dans les actes essentiels de la vie quotidienne en tenant compte de ses besoins et de son degré d'autonomie.

Objectifs de formation

Dans le cadre du rôle propre de l'infirmier en collaboration avec lui et sous sa responsabilité, être capable de :

- identifier les besoins essentiels de la personne et prendre en compte sa culture, ses habitudes de vie, ses choix et ceux de sa famille ;
- repérer l'autonomie et les capacités de la personne ;
- apporter son aide pour la toilette, l'habillage, la prise de repas, l'élimination et le déplacement en l'adaptant aux besoins et aux capacités de la personne et en respectant sa pudeur et les règles d'hygiène ;
- stimuler la personne, lui proposer des activités contribuant à maintenir son autonomie et à créer du lien social.

Niveau d'acquisition et limites d'exigence

Les connaissances acquises et évaluées sont reliées aux activités de la vie quotidienne d'une personne.

L'apprentissage à l'analyse de situation permet d'identifier et de hiérarchiser les besoins, les ressources et les difficultés de la personne et de proposer des activités adaptées.

Le rôle et le comportement de l'aide-soignante dans l'accompagnement d'une personne sont abordés en lien avec le niveau de compétences de l'aide-soignant.

Évaluation

L'évaluation de ce module se décompose en 2 parties.

L'épreuve écrite et anonyme de 2 heures est organisée par l'institut de formation. Cet écrit se divise en 2 parties :

– une série de questions (QROC : questions à réponses ouvertes et courtes ; QCM : questions à choix multiple) sur 8 points ;
– un cas clinique sur 12 points.

Une épreuve de MSP (Mise en Situation Professionnelle) avec prise en charge d'une personne et la réalisation de soins, notée sur 20 :

– participation à la DDS (Démarche De Soins) : 8 points ;
– réalisation du ou des soins ou activités : 12 points.

Pour valider la compétence 1 « Accompagnement de la personne dans les gestes de la vie quotidienne », il faut obtenir une note égale ou supérieure à 20/40 à l'ensemble des 2 épreuves sans note inférieure à 8/20 à l'une d'entre elles.

Déroulement et organisation de la mise en situation professionnelle

La MSP du module 1 consiste en la participation du candidat à la prise en charge d'une personne dans la réalisation d'une ou plusieurs activités de la vie quotidienne ou d'un ou plusieurs soins.

Elle se déroule dans des structures où le candidat est en stage depuis au moins 5 jours.

La durée de la MSP est comprise entre 30 minutes et 1 heure 30.

Le nombre d'examinateurs est de 2 : un infirmier enseignant permanent dans un institut de formation d'aide-soignant ET un infirmier ou un aide-soignant ou un auxiliaire de puériculture ou une sage-femme ou un éducateur de jeunes enfants ou un cadre de santé.

La mise en situation professionnelle se décompose en 2 parties :

– analyse de la situation d'une personne dans le cadre de la participation à la démarche de soins : présentation de la ou des personnes soignées prises en charge ;
– réalisation d'un ou plusieurs soins.

CRITÈRES DE RÉSULTAT

– Les activités d'accompagnement de la personne dans sa vie quotidienne prennent en compte les capacités d'autonomie.
– Des activités sont proposées à la personne en lien avec le maintien ou le développement de ses possibilités physiques, psychiques et sociales.

– Les règles d'hygiène ainsi que les principes d'intimité et de pudeur sont respectés.

CRITÈRES DE COMPRÉHENSION

– Le candidat explique comment il recueille les besoins.
– Le candidat explique comment il identifie les capacités d'autonomie de la personne.
– Le candidat identifie et justifie le lien entre les besoins de la personne et son âge ; ses habitudes de vie, son environnement.
– Le candidat justifie par des arguments les choix d'intervention (aide pour les actes de la vie quotidienne contribuant à maintenir du lien social).

Le jury retranscrit sa notation sur les grilles d'évaluation.

Si le jury pose une note inférieure à 8/20, il doit rédiger un rapport circonstancié.

Le jury dans cet écrit constate un cumul d'erreurs ou d'attitudes inadaptées, un manque de maîtrise dans le prendre soin de la personne soignée.

Les critères d'insuffisance sont les suivants :

- initiative ;
- organisation ;
- hygiène ;
- sécurité ;
- efficacité ;
- confort ;
- analyse ;
- relation avec la personne soignée ;
- dépassement de compétence.

Les membres du jury doivent décrire très précisément les faits observés, si la note est inférieure aux attendus, dans un rapport circonstancié.

MODULE 1

Sujets d'entraînement

SUJET 1 IFAS de Vern-sur-Seiche (Ille-et-Vilaine) – Octobre 2009

1 Questions à choix multiple

1. Un enfant de 3 ans se développe normalement s'il est capable de :

A. Marcher ❑

B. Exprimer ses sentiments ❑

C. Faire des phrases élaborées ❑

2. La déficience :

A. Peut correspondre à l'altération d'une fonction ❑

B. Peut entraîner une incapacité ❑

C. Peut venir d'un désavantage social ❑

D. Est toujours acquise ❑

3. La mise sous tutelle selon la loi applicable dès le 1er janvier 2009 :

A. Est une mesure de protection juridique ❑

B. Ne dure que 6 mois ❑

C. Sera réexaminée tous les 5 ans ❑

4. Cochez la ou les observation(s) correspondant à une manifestation de dépendance :

A. Se déplace en fauteuil roulant ❑

B. Ne se lève pas seul ❑

C. Ne sait plus se laver les mains ❑

D. Ne reconnaît pas sa nièce qu'il considère comme sa fille ❑

E. Utilise l'urinal ❑

5. Cochez parmi les propositions ci-dessous celle(s) qui relève(nt) de la prévention primaire :

A. Une mammographie ❑
B. La vaccination contre l'hépatite B ❑
C. La journée mondiale de lutte contre le SIDA ❑
D. La rééducation après un AVC ❑
E. Un examen de santé ❑

6. Pour une hygiène simple des mains, le soignant :

A. Garde ses bagues ❑
B. Ne se lave seulement que les mains ❑
C. Se lave les mains jusqu'aux poignets ❑
D. Se lave les mains pendant au minimum 30 secondes ❑
E. S'essuie les mains avec un papier jetable ❑

7. Pour lutter contre la déshydratation en été, une personne doit :

A. Fermer les fenêtres aux heures chaudes ❑
B. Rafraîchir régulièrement ses mains et son visage ❑
C. Boire au moins 1,5 L d'eau par 24 heures ❑
D. Se couvrir ❑

8. Dans la distribution des repas en liaison froide :

A. Les denrées peuvent être réchauffées une seconde fois après la remise en température ❑
B. Les denrées doivent être gardées entre 0° et +3 °C ❑
C. Les denrées peuvent être conservées pendant 6 mois ❑
D. Les denrées doivent être remises en température en moins d'une heure ❑

9. Remettre dans l'ordre chronologique les étapes de la démarche de soins, en les numérotant de 1 à 5 :

A. Planification des soins n° ❑
B. Recueil des données n° ❑
C. Évaluation des soins n° ❑
D. Analyse des données n° ❑
E. Actions de soins n° ❑

10. En lien avec la théorie de Freud, cochez l'intrus :

A. Stade oral ❑
B. Stade anal ❑
C. Stade vocal ❑
D. Stade phallique ❑

11. L'autonomie regroupe différentes formes, lesquelles ?

A. Physique ❑
B. Sociale ❑
C. Juridique ❑
D. Posthume ❑
E. Légale ❑
F. Psychique ❑

12. Affirmations en lien avec les risques NRBC : cochez la bonne case.

	VRAI	FAUX
En cas de pandémie grippale au niveau départemental : **le plan blanc élargi est déclenché**		
Une tenue de décontamination est **la même pour tous les risques**		
NRBC signifie : **Nucléaire, Radiologique, Bactéricide, Chimique**		

➜ Corrigés

1. A et B
La réponse C n'est pas correcte car l'enfant de cet âge possède 3 000 mots, ce qui est insuffisant pour la construction de phrases élaborées.
2. A et B
La déficience correspond à l'aspect lésionnel, elle peut être temporaire ou permanente. Exemple : Daniel porteur de la trisomie 21, sa déficience correspond à une anomalie chromosomique.
3. A et C
La mise sous tutelle peut aller au-delà de 6 mois, la réponse B n'est pas correcte.
4. B, C et D
La dépendance ou les sources de difficultés concernent tout empêchement majeur à la satisfaction d'un ou plusieurs besoins fondamentaux. Il s'agit de repérer ce que la personne ne peut faire seule.
5. B, C et D
La réponse A correspond à une prévention secondaire destinée à diminuer le nombre d'apparition de nouveaux cas.
La réponse D correspond à la prévention tertiaire destinée à réduire les invalidités fonctionnelles consécutives à la maladie.
6. C, D et E
La procédure du lavage des mains implique le lavage jusqu'au poignet et d'enlever les bijoux, véritables « nid à microbes ».

7. A, B et C
La réponse D ne permet pas de lutter contre la déshydratation. En effet, le fait de se couvrir va augmenter la chaleur du corps et donc la transpiration excessive, source de déperdition de liquide.
8. B et D
La réponse A : le fait de réchauffer à nouveau les plats favorise la multiplication des germes.
La réponse C : ce conditionnement permet l'utilisation de produits frais consommables rapidement.
9. La première étape de la DDS est le recueil de données, la dernière correspond à l'évaluation des soins réalisés.

A. Planification des soins	n° 3
B. Recueil des données	n° 1
C. Évaluation des soins	n° 5
D. Analyse des données	n° 2
E. Actions de soins	n° 4

10. C
Sigmund Freud a défini le développement de la personnalité autour de 3 stades. Le stade vocal n'existe pas dans sa théorie (vocal = voix).
11. A, B, C et F
L'autonomie après le décès d'une personne n'a pas de sens. C'est un « piège ».
12.

		VRAI	FAUX
Selon l'enseignement dispensé dans les CESU	En cas de pandémie grippale au niveau départemental : **le plan blanc élargi est déclenché**	x	
	Une tenue de décontamination est **la même pour tous les risques**		x
	NRBC signifie : **Nucléaire, Radiologique, Bactéricide, Chimique**		x

2 Questions à réponses ouvertes et courtes

➤ Question 1

Citez :

a. *Les différentes phases successives d'un cycle de sommeil.*
b. *6 moyens non médicamenteux qui facilitent le sommeil et que l'aide-soignant peut conseiller à une personne.*

➤ Question 2

En lien avec le besoin d'éliminer :

a. *Donnez la définition de la constipation.*
b. *Citez les éléments d'observation que vous réalisez et transmettez à l'infirmière lorsqu'un patient vient de vomir.*

➤ Question 3

Hygiène :

a. *À quel moment l'aide-soignante doit-elle se laver les mains ? Citez 5 situations différentes.*

b. *Madame Durand est une femme de 40 ans, volontaire, qui vient d'être opérée d'une prothèse du genou, elle est à J1 de son opération. Elle est en chambre double. Elle est reposée ce matin et n'a pas de douleurs.*

Sa toilette intime doit se réaliser au lit ce matin car elle n'a pas encore été levée.

Comment procédez-vous pour la réalisation de ce soin, afin de préserver l'autonomie de madame Durand et en tenant compte des éléments que vous connaissez sur sa situation ?

Argumentez votre réponse.

➜ Corrigés

➤ Question 1

a. Les différentes phases successives d'un cycle de sommeil sont :

- endormissement ;
- sommeil lent ;
- sommeil lent profond ;
- sommeil rapide ou paradoxal ;
- éveil.

b. Voici 9 moyens *non médicamenteux* (par exemple) qui facilitent le sommeil et que l'aide-soignant peut conseiller à une personne :

- ne pas faire d'activité intense avant de se coucher ;
- boire une tisane ;
- prendre un bain pas trop chaud ;
- lire avant de s'endormir ;
- rester au calme un moment ;
- faire des exercices de respiration ;
- manger léger et à distance du coucher ;
- vérifier la température de la pièce (19 °C maxi) ;
- éviter les films violents.

Cette liste n'est pas exhaustive.

➤ Question 2

La constipation

a. Retard dans l'évacuation des matières fécales contenues dans le côlon (selles anormalement dures, difficiles à évacuer).

b. Après un vomissement observé chez un patient, les éléments à observer par l'AS et à transmettre à l'infirmière sont :
- quantité ;
- aspect/couleur ;
- type de vomissement (sang, aliments...) ;
- caractère du vomissement (en jet, après repas, après un effort...) ;
- odeur ;
- signes associés (sueurs, pâleur...).

➤ Question 3

a. L'aide-soignante doit se laver les mains, par exemple :
- en prenant son service le matin ;
- en quittant son service ;
- avant la distribution des plateaux-repas ;
- entre 2 patients ;
- en sortant des toilettes ;
- après avoir réalisé la toilette intime d'un patient ;
- après avoir ramassé quelque chose au sol ;
- après avoir trié le linge sale.

La liste n'est pas exhaustive.

b. Procédure d'aide à la tablette :
- proposer à madame Durand de faire elle-même sa toilette intime ;
- préserver son intimité en installant un paravent ou en mettant le drap sur la barrière (chambre double) ;
- préparer tout le matériel nécessaire (cuvette, linge, nécessaire de toilette...) ;
- la laisser seule un moment (mettre à disposition la sonnette) ;
- lui proposer une aide pour le siège ou l'installer sur un bassin.

Argumentation : madame Durand est jeune et alerte et n'a pas de douleurs au genou ce matin, elle peut très bien réaliser sa toilette intime au lit elle-même si on l'installe correctement et lui donne tout le nécessaire à portée de mains.

3 Cas concret

Vous travaillez, aujourd'hui lundi, dans un établissement d'hébergement pour personnes âgées dépendantes. Monsieur Henri, 76 ans, y est hébergé depuis un mois.

Cet établissement est situé à 10 km de son village d'origine. Monsieur Henri était menuisier et exerçait son activité il y a encore 8 ans. Il a emporté avec lui quelques outils de menuiserie. Il connaissait beaucoup de monde et participait aux rencontres du club du 3e âge (jeux de cartes, lotos...).

Monsieur Henri porte un appareil auditif à l'oreille droite car il a une perte d'audition suite à des otites à répétition durant l'enfance. Il n'arrive pas toujours à le faire fonctionner correctement. Il porte des lunettes pour lire. Ses capacités de réflexion et sa mémoire sont très bonnes. Il aime parler avec les autres résidents et le personnel, mais il communique assez peu avec sa famille. Il refuse parfois de voir ses proches sauf sa nièce qu'il considère comme sa fille.

Monsieur Henri est dénutri et a perdu 5 kg depuis son arrivée : il mange insuffisamment aux repas et ne pèse que 52 kg pour 1 m 80. Il n'aime pas les légumes verts sauf dans la soupe et avait l'habitude de se nourrir de charcuterie et de pain chez lui en buvant un verre de cidre. Le médecin ne lui a interdit aucun aliment. Il porte une prothèse dentaire qu'il nettoie et gère seul, elle est de moins en moins adaptée du fait de son amaigrissement. Il n'aime pas et ne mange pas les crèmes enrichies en protéines prévues en collation. Il doit être pesé tous les lundis matin. Il a tendance à être constipé.

Il utilise parfois l'urinal seul dans la journée, mais il a de grosses fuites urinaires suite à une ablation de la prostate il y a 3 ans. Il porte des protections depuis son arrivée mais ne les accepte pas, estimant cela infantilisant. Il se sent dévalorisé car cela ne correspond pas à ses valeurs humaines.

Il a fait 5 chutes dans les 6 derniers mois chez lui, sans fracture, mais ayant provoqué des hématomes sur tout le corps. Il a parfois un équilibre instable. Il a des séances de kiné et utilise maintenant un déambulateur pour sa sécurité.

Il parle souvent de ses chutes au personnel de la résidence, dit « avoir peur de sortir dehors et de se casser quelque chose ». Il demande alors un fauteuil roulant qu'il manipule seul, lors de ses sorties dans le jardin.

C'était un homme coquet, qui aimait être rasé de près et prendre soin de lui, mais depuis son arrivée il s'oppose assez souvent aux soins d'hygiène proposés car ne supporte pas d'avoir besoin que le personnel l'aide pour la toilette intime et les jambes. Il est assez opposant lorsqu'on lui propose une douche. Il fait son visage et son torse seul.

Monsieur Henri regrette son atelier de menuiserie et le bricolage qu'il réalisait, s'ennuie et ne se sent plus utile.

➤ Question 1

À la lecture des ***informations contenues*** *dans ce cas clinique :*

a. *Repérez les besoins que monsieur Henri ne satisfait pas seul.*

b. *Identifiez les manifestations d'indépendance/ressources/habitudes de vie ainsi que les manifestations de dépendance/difficultés que vous avez repérées dans le texte et retranscrivez ces données dans le tableau ci-dessous.*

Besoin perturbé	Manifestations d'indépendance, ressources et habitudes de vie	Manifestations de dépendance et difficultés

➤ Question 2

Pour le besoin perturbé de « boire et manger », vous proposerez 6 actions personnalisées que vous pourriez mettre en place pour monsieur Henri afin de tendre vers la satisfaction du besoin et assurer la surveillance de monsieur Henri en lien avec ce besoin perturbé.

➤ Question 3

Quel serait le menu complet que vous pourriez proposer ce midi à monsieur Henri en tenant compte des informations que vous avez en votre possession ?

➤ Question 4

La notion de besoin :

a. *Donnez la définition du « besoin » selon Virginia Henderson.*

b. *Citez les 14 besoins fondamentaux qu'a identifiés Virginia Henderson dans sa théorie.*

→ Corrigés

1.

Besoin perturbé	Manifestations d'indépendance, ressources et habitudes de vie	Manifestations de dépendance et difficultés
Communiquer avec ses semblables	– Porte des lunettes pour lire, capacité de réflexion et bonne mémoire – Aime parler avec les résidents et le personnel – Accepte de voir sa nièce qu'il considère comme sa fille	– Perte de l'audition – Appareil auditif oreille droite (cet item peut être une ressource) – Otite a répétition – N'arrive pas toujours à faire fonctionner son appareil – Communique peu avec sa famille – Refuse parfois de voir ses proches
Boire et manger	– Se nourrissait de charcuterie, pain et cidre – Prothèse dentaire qu'il nettoie et gère seul – Pesée tous les lundis matin	– Dénutrition – Perte de poids de 5 kg depuis l'entrée – Ne mange pas suffisamment – N'aime pas les légumes verts – Prothèse dentaire mal adaptée – N'aime pas les compléments protéinés – Tendance à la constipation

Besoin perturbé	Manifestations d'indépendance, ressources et habitudes de vie	Manifestations de dépendance et difficultés
Éliminer	– Utilise parfois l'urinal en journée – Protection depuis l'entrée	– Fuites urinaires depuis opération de la prostate – N'accepte pas les protections – Tendance à la constipation
Agir selon ses croyances et ses valeurs		– Se sent infantilisé par les protections – Pas en correspondance avec ses valeurs humaines – A du mal à accepter l'aide des soignants pour sa toilette
Éviter les dangers	– Intervention kiné – Sait utiliser le déambulateur – Parle souvent de ses chutes – Demande un fauteuil roulant – Manipule seul son fauteuil dans le jardin	– Équilibre instable – 5 chutes en 6 mois + hématomes – A peur de sortir et de se casser quelque chose
Être propre, soigné et protéger ses téguments	– Coquet – Aimait prendre soin de lui et être rasé de près – Se lave le torse et le visage seul + gère sa prothèse dentaire	– Refuse parfois les soins d'hygiène – Ne supporte pas l'aide des soignants car se sent humilié – Opposant à la proposition de douche
S'occuper en vue de se réaliser	– Exprime du regret lorsqu'il pense à son atelier de menuiserie	– S'ennuie – Ne se sent plus utile

2. Actions personnalisées pouvant être mises en place :
- le peser ce jour lundi (surveillance perte de poids) ;
- lui proposer ce qu'il aime : pas de contre-indication médicale en termes de régime ;
- encourager la prise de protéines (dénutrition) ;
- proposer des pruneaux et des fruits le matin (tendance à la constipation) ;
- fractionner les repas ;
- agrémenter son plateau (lui donner envie de manger) ;
- voir avec le médecin si possibilité de lui proposer du cidre ;
- voir avec la diététicienne ou IDE ce qui peut remplacer les crèmes enrichies pour la collation ;
- voir pour consultation dentaire pour adapter sa prothèse dentaire ;
- proposer de la soupe en entrée (il aime les légumes sous cette forme).

La liste n'est pas exhaustive.

3. Menu complet :
- soupe de légumes (avec légumineuses en + protéines si possible) ;
- jambon ou autre charcuterie (pas d'interdiction médicale) ;
- pommes de terre ou riz ou pâtes ;
- salade s'il accepte ;
- fruit non constipant ;
- pain complet ;
- 1 verre de cidre (si accord) et de l'eau.

4. La notion de besoin selon Virginia Henderson.

a. C'est une nécessité vitale. Tout ce qui est essentiel à l'être humain pour se maintenir en vie et assurer son bien-être.

b. Les 14 besoins fondamentaux, selon Virginia Henderson, sont :
- besoin de respirer ;
- besoin de boire et manger ;
- besoin d'éliminer ;
- besoin de se mouvoir et maintenir une bonne posture ;
- besoin de dormir et de se reposer ;
- besoin de se vêtir et de se dévêtir ;
- besoin d'être propre, soigné et protéger ses téguments ;
- besoin de maintenir la température dans les limites de la normale ;
- besoin d'éviter les dangers ;
- besoin de communiquer avec ses semblables ;
- besoin d'agir selon ses croyances et ses valeurs ;
- besoin de s'occuper en vue de se réaliser ;
- besoin d'apprendre ;
- besoin de se récréer et se divertir.

4 Mise en situation professionnelle en maison d'accueil spécialisée (exemple)

Nous vous présentons aujourd'hui une MSP de module 1 réalisée par une élève aide-soignante, dans un service de MAS à orientation psychiatrique (psychiatrie de long séjour, lieu de vie médico-social et psychiatrie générale).

Ce service accueille des patients atteints de différentes pathologies psychiatriques.

Dans l'unité, sont présents ce matin : 1 infirmière, 2 aides-soignants, le médecin, le kinésithérapeute et la diététicienne.

La démarche de soins

PRÉSENTATION DE LA PERSONNE SOIGNÉE

• Identité

Mademoiselle C. Charlène, née le 14 mai 1982 – 27 ans.

Lieu de résidence des parents : XX

3e d'une fratrie de 4 enfants.

Pathologie : autisme, retard du développement psychomoteur et cécité partielle profonde.

• Présentation de la personne et habitudes de vie

Mlle C. pèse 53 kg (pesée mai 2009) (2007, 62 kg) et mesure 1,60 m (IMC 20,7). Elle donne l'apparence d'une adolescente.

Mlle C. a les yeux marron. Elle garde les paupières fermées. Elle a des cheveux brun foncé, raides, coupés courts. Elle a une bonne dentition. Elle entend bien. Elle a une peau claire. Quelques petits boutons de grattage près de son nez. Une égratignure depuis une semaine au bras gauche cicatrisant difficilement car elle la suce et se mordille (zone/objet autistique).

Elle salive beaucoup, a des régurgitations fréquentes et grince des dents. Elle a tendance à vouloir croiser ses jambes, ce qui lui coupe la circulation jusqu'à la paralysie.

Elle est incontinente mais accepte qu'on l'installe aux toilettes après les repas, on peut la laisser seule sauf quand elle a ses règles (tendance à mettre la main, puis toucher le visage). Elle n'a pas de notion de pudeur.

Mlle C. comprend les demandes simples.

Elle est sensible aux odeurs, à l'eau sur ses mains, au souffle de l'air sur son cou, la musique, le massage des pieds. Les promenades en fauteuil la décontractent.

Son fauteuil roulant est utilisé pour les déplacements et les promenades.

Pendant la journée, elle est installée dans le hall d'entrée sur son fauteuil de repos.

• Présentation psychologique

Elle n'a pas acquis le langage verbal. Ne recherche pas le contact avec autrui, les résidents vont parfois la toucher. Elle ne présente pas d'hétéro-agressivité. Dans son fauteuil, il est coutumier de la retrouver la tête basculée sur sa poitrine de telle sorte qu'on ne voit pas son visage. Dans son lit, elle bouge beaucoup et dort sur le côté droit recroquevillée en fœtus.

• Présentation sociale

Sous tutelle, sa maman est sa tutrice légale (accomplit *tous les actes de la vie civile*).

Prise en charge par la CPAM à 100 % pour le prix de journée (175 €/195 €) et les soins médicaux en rapport avec sa pathologie (ALD : affection longue durée).

Le forfait journalier est de 16 €.

Les appareillages sont remboursés par la CPAM et sa mutuelle de santé.

Mlle C. perçoit l'AAH à taux plein soit 630 €/mois (AAH : allocation adulte handicapé).

Sa maman lui donne 15 €/mois d'argent de poche.

Ses référents dans le service : 1 AMP et 1 IDE.

Ses médecins référents sur le MAS sont : Docteur D., psychiatre coordinateur, et Docteur J. pour le suivi médical quotidien.

- **Environnement**

Mlle C. réside dans l'aile des nénuphars (résidents les plus dépendants). Elle partage une chambre avec deux autres résidentes. La chambre est vide d'objet personnel. Son espace privatif est séparé par une étagère. Elle ne l'investit pas.

Mlle C. a un lit médicalisé avec 2 barrières.

Elle possède un placard personnel, un fauteuil roulant, un fauteuil de repos fixe installé dans l'entrée (barre centrale pour lui éviter de croiser les jambes et avoir une meilleure circulation et tablette pour lui éviter de se voûter).

Elle utilise une chaise de rehaussement pour l'installation aux WC.

2 salles de bains sont communes aux 10 résidents de cette aile.

- **Antécédents et histoire de la maladie**

À la naissance : Mlle C. présenta des problèmes d'alimentation dus à une fente palatine qui sera opérée à l'âge de 6 mois.

À 6 mois : opération avec complications d'un syndrome occlusif + péritonite + abcès de la paroi, elle restera 20 jours en réanimation avec assistance respiratoire et présentera des convulsions.

Suite à cette opération, les séquelles seront importantes : Mlle C. va présenter un retard précoce du développement psychomoteur avec une hypotonie importante de l'axe vertébral et des membres + suspicion de cécité et une psychose infantile, l'autisme.

Notons aussi :

- épilepsie stabilisée ;
- mégacôlon ;
- une cécité partielle profonde (problème de myopie profonde, cataracte, nystagmus, amblyopie et aggravation par automutilation) ;
- des troubles orthopédiques : pieds plats valgus ;
- hanches dysplasiques et genoux dysplasiques.

• **Histoire de vie**

Mlle C. passera sa petite enfance, dès 14 mois, en internat dans un centre psycho-infanto-juvénile. De 7 à 8 ans, elle passera en accueil de jour.

À 9 ans, elle sera placée en internat à la MAS du XXX.

Elle rentre dans sa famille 2 week-ends par mois (contrat projet de vie).

Elle est inscrite les jeudis : à l'aumônerie 1 semaine sur 2 et à l'atelier musique. Elle sera aussi inscrite occasionnellement aux activités tournantes en correspondance avec ses capacités comme la culinothérapie.

• **Son devenir**

À moyen terme pour Mlle C., le système du projet de vie personnalisé, qui implique les parents, a été bénéfique. Celui-ci est renouvelé tous les ans.

L'équipe centre ses actions avec pour objectifs :

- éviter la régression, conservation de ses acquis au niveau de la motricité ;
- éviter une mise en retrait, repli sur elle-même et favoriser les soins de nursing ;
- à long terme si les parents ne doivent pas déménager, Charlène restera au centre.

• **Prescriptions médicales**

Risque de chute au lit : 2 barrières.

Kinésithérapie 5 jours/7 : marche avec un grand déambulateur.

Une alimentation normale mixée, riche en fibres et féculents.

Elle est suivie par la diététicienne.

• **Médicaments**

Per os :

- antiépileptique : 1 comprimé le soir ;
- pansement gastrique : 1 sachet (en suspension buvable) le soir et le matin ;
- apport de fer : 1 comprimé le matin et le soir ;
- neuroleptique : 1 comprimé le soir ;
- traitement symptomatique des douleurs liées au transit intestinal : 2 comprimés le matin et le soir.

• **État du jour**

Aujourd'hui, Mlle C. a pris sa douche ce matin, après la sieste elle ira prendre son goûter, n'a pas eu ce matin d'épisode d'automutilation.

• **Besoins satisfaits**

Dormir et se reposer : 12 h/jour dont 1 heure de sieste l'après-midi. Ne peut aller se coucher sans aide, a besoin d'aide pour les transferts. Difficulté à se réveiller seule.

Respirer : ne présente pas de toux, pas d'appareil d'assistance.

Maintenir la température dans les limites de la normale : apyrétique ce jour, les vêtements sont choisis par les soignants.

➜ Corrigés

- La colonne « Objectifs » est mise à titre pédagogique. Les objectifs sont posés et validés par l'IDE.
- L'élève AS a choisi lors de cette MSP de regrouper certains besoins non-satisfaits afin d'éviter les répétitions dans les notions de ressources et difficultés.

Besoin non satisfait	Indépendance Habitudes de vie Ressources	Dépendance Source de difficulté Autisme/ retard psychomoteur/ cécité	Objectifs (à valider par l'IDE)	Actions
Éliminer Boire et manger	Ressources : – Protections de jour et de nuit – Chaise de rehaussement pour les WC – Peut aller aux toilettes si on l'installe sur les WC – Régime alimentaire riche en fibre – Traitements donnés par l'infirmière	– Risque de trouble du transit – Risque de douleurs lié à une incapacité partielle à aller aux toilettes – Incontinente urinaire et fécale – Ne parle pas – Ne peut donner d'information sur ses besoins en termes de change ou d'envie d'aller aux toilettes – Mégacôlon – Tendance a la constipation – Marche peu – Boit peu – Parfois douleurs au ventre	– Assurer une hygiène corporelle pour un bien-être quotidien – Assurer une alimentation et une hydratation satisfaisante pour favoriser un transit régulier – Prendre en charge la douleur – Privilégier un moment interactif au moment des changes	– Je l'installe aux toilettes pour favoriser le transit (3/jour) – Changer de protection aussi souvent que nécessaire avec toilette intime si besoin – Noter la fréquence des selles (qualité, aspect, odeur, quantité) – Transmettre si pas de selles depuis 3 jours (ou selon protocole du service) – Noter et transmettre les menstruations
Difficulté pour s'alimenter seule	– 53 kg, IMC 20,7 – A bon appétit, aime tout, bonne dentition – Est droitière	– Autonomie partielle aux repas	– Lui faire conserver ses acquis – Favoriser les fibres	– Lui laver les mains avant et après le repas ainsi que le visage (bave beaucoup)

Besoin non satisfait	Indépendance Habitudes de vie Ressources	Dépendance Source de difficulté Autisme/ retard psychomoteur/ cécité	Objectifs (à valider par l'IDE)	Actions
	– Mange avec une cuillère – Aime la grenadine, le jus d'orange, le sucre en général – Mange en salle de restaurant toujours à la même place	– Ne voit pas – Besoin d'aide pour manger, pour couper ses aliments – Comprend les ordres simples – Se repère aux odeurs – Tendance à manger avec les mains – Bave beaucoup – Tendance aux régurgitations en fin de repas	– Favoriser les moments de convivialité – Assurer une bonne hydratation – Surveille son poids	– Donner des repas riches en fibres – Repas mixé – La solliciter pour s'asseoir sur une chaise – S'installer à côté d'elle et à la même hauteur – La guider dans ses gestes pour manger – Organiser ses couverts – Lui présenter ses voisins – Lui présenter le menu, le lui faire sentir – Lui proposer de boire de la grenadine – S'assurer de la prise des médicaments
Être propre, soigné et protéger ses téguments **Se vêtir et se dévêtir**	– Douche et shampoing tous les jours en position assise – Peut se lever pour la toilette intime – Participe aux soins – Peau saine – Aime faire couler l'eau dans ses mains – Suivi dentaire – Produits de toilettes personnels – Tenue changée chaque jour	– Incapacité partielle à effectuer ses soins d'hygiène et à s'habiller – Ne peut se laver seule n'aime pas le brossage des dents – A parfois les yeux collés – Ne peut participer aux choix des vêtements et ne porte pas d'intérêt pour sa tenue – Bave beaucoup sur ses vêtements	– Assurer une hygiène corporelle et un bien-être au quotidien – Préserver l'estime de soi	– Lui expliquer ce que je fais – La laisser jouer avec l'eau – Soin d'yeux si besoin avec du sérum physiologique – Soin de bouche avec des bâtonnets citronnés (prescription) – Effleurage des talons – L'inciter à participer – L'aider à s'habiller – Choisir les vêtements en fonction de la météo – Changer les vêtements tous les jours – Lui mettre les chaussures orthopédiques

Besoin non satisfait	Indépendance Habitudes de vie Ressources	Dépendance Source de difficulté Autisme/ retard psychomoteur/ cécité	Objectifs (à valider par l'IDE)	Actions
				– Poser de la crème solaire, si besoin (traitement neuroleptique photosensible) – Transmettre toute modification à l'oral où a l'écrit (IDE + collègues)
Se mouvoir et maintenir une bonne posture	– Fauteuil de repos avec séparateur de jambe, tablette – Chaussures orthopédiques – Séances de kiné tous les jours (10 h 45/ 11 h 30) – Bonne coordination des mouvements – Peut se positionner dans son fauteuil – Peut marcher avec l'aide de 2 soignants – Debout, peut tenir en se tenant aux barres ou au mur – Sait utiliser les barres d'appui – 2 barrières de lit (prescription médicale)	– Retard psychomoteur – Ne peut se servir seule de son fauteuil roulant – A tendance à se voûter – Cécité – Incapacité à se lever et à marcher seule – Risque de chute – N'aime pas être tenue par un soignant, elle se laisse tomber – Se fatigue vite – N'aime pas marcher – Mauvaise circulation au niveau des jambes – Bouge beaucoup dans son lit	– Éviter la grabatisation – Maintenir les acquis – Éviter les chutes	– La solliciter lors des transferts – Expliquer ce que l'on va faire – Expliquer et faire toucher le mobilier et son environnement (cécité) – Surveiller qu'elle ne croise pas les jambes – Dans la journée, installation dans la chaise de repos avec la tablette – Vérifier la bonne position des pieds – La conduire dans la salle de kiné – Installer des barrières pour la sieste et la nuit

Besoin non satisfait	Indépendance Habitudes de vie Ressources	Dépendance Source de difficulté Autisme/ retard psychomoteur/ cécité	Objectifs (à valider par l'IDE)	Actions
Éviter les dangers	– Se manifestant par de l'anxiété, des douleurs pouvant être repérables (se mord, pleure, s'automutile) – Traitement médicamenteux – Épilepsie stabilisée – Aucune crise depuis + de 2 ans	– N'a pas de notion de danger – Risque d'automutilation – Manifestation d'anxiété – Épilepsie dans les antécédents	– Éviter la mise en danger – Assurer sa sécurité physique et psychique	– Être rassurante – Être à l'écoute – S'approcher doucement – Expliquer les gestes réalisés – Surveiller les autres résidents – Transmettre toute modification de comportement – Repérer les signes d'anxiété et d'automutilation, de douleurs
Besoin de communiquer S'occuper en vue de se réaliser, se recréer et apprendre	– Réagit à son prénom – Comprend les demandes simples – Peut parfois exprimer ses souhaits et sentiments par le langage non verbal – Reste passive à ce qui l'entoure	– Risque d'isolement et de repli sur soi – IMC – Besoin d'aide pour communiquer et réaliser des activités	– Favoriser le non-repli sur soi – Favoriser les échanges avec elle	– Installation dans le hall la journée pour lui permettre d'entendre les autres résidents – Expliquer les soins, les activités, ce qui se passe dans le service – Lire le carnet de liaison avec la famille – Lui permettre d'aller aux activités – Établir une communication favorisant les sens (odorat, toucher, goût)

LE SOIN/L'ACTIVITÉ

Cette MSP a eu lieu l'après-midi.

La réalisation du soin : installation et aide à la prise du goûter.

- **Préalable du soin**

Se renseigner si aucun examen ou soin infirmier ou séance de kinésithérapie n'ont été programmés sur cette tranche horaire.

Vérifier que la personne ait terminé sa sieste.

Vérifier qu'il n'y ait aucune modification du régime alimentaire.

• **Organisation**

Préparer en amont le matériel nécessaire à la réalisation du soin :

– nécessaire pour le lavage et la désinfection des mains du soignant et de la personne ;

– préparer le plateau pour le goûter et la boisson.

Le candidat se référera aux enseignements dispensés dans son institut de formation, aux tuteurs de stage et aux protocoles du service pour la réalisation du soin.

RÉALISATION DU SOIN ET CRITÈRES DE QUALITÉ

• **Installation et confort**

– Lavage de mains pour le soignant selon les protocoles établis.

– Un lavage des mains de la résidente sera proposé (elle mange parfois avec les mains et elle aime l'eau).

– La résidente sera installée confortablement sur une chaise dans la salle à manger, une présentation des autres résidents sera faite, ainsi que la présentation du goûter.

– Le soignant fera toucher les divers éléments du plateau en lui donnant des explications, en faisant sentir les aliments (odorat développé).

– À la fin du repas, un lavage des mains et du visage sera proposé (elle salive beaucoup).

– La résidente sera réinstallée dans son fauteuil selon le protocole du service en lui donnant les explications sur l'heure et l'environnement.

• **Sécurité**

– Le transfert du fauteuil à la chaise se fera en sécurité, évaluer la nécessité de 2 soignants (fatigue de la résidente ou non-coopération).

– S'assurer que la chaîne du froid a bien été respectée, ainsi que les dates de consommation des produits proposés.

– Le plateau du goûter sera contrôlé par rapport au régime alimentaire, à la texture et au goût de la résidente.

– La traçabilité du soin sera effective sur le dossier de soin, sur les documents appropriés.

• **Hygiène**

– Le lavage de mains et l'application de la solution hydroalcoolique seront réalisés aux moments opportuns du soin.

– Le soin sera efficace : temps de repas, autonomie (la notion de faire avec, et non pas faire à la place de), respect du régime alimentaire, temps de plaisir et d'échange pour la résidente.

– Le matériel utilisé sera décontaminé, nettoyé, désinfecté et rangé après le soin.

– Une grande serviette de table sera mise pour protection des habits (salivation++).

• **Économie**

Seul le matériel nécessaire sera préparé en amont du soin et utilisé.

• **Dimension relationnelle**

– La résidente sera sollicitée pour participer au soin dans la limite de ses possibilités (manger seule, porter les aliments à la bouche, boire seule).

– Le jury sera présenté à Mlle C.

– Le candidat établira une relation de confiance et respectueuse avec elle et les autres résidents présents et l'encouragera à l'expression non verbale.

– Une observation active sera exercée à la recherche des souhaits et des sentiments de la résidente.

SUJET 2 Région Bretagne

Département d'Ille-et-Vilaine

1 Questions à choix multiple

1. Pour favoriser un sommeil de qualité, il faut :
A. Prendre un café le soir ❑
B. Manger léger au dîner ❑
C. Ne plus rien boire à partir de 18 heures ❑
D. Faire de l'exercice juste avant de se coucher ❑
E. Faire une activité calme avant de se coucher ❑

2. Les activités qui permettent de maintenir le lien social sont :
A. Lire un magazine ❑
B. Chanter dans une chorale ❑
C. Jouer au Scrabble ❑
D. Faire des mots croisés ❑

3. Vous prenez en charge un patient de confession musulmane et vous devez commander son menu. Dans cette liste, vous pouvez lui proposer :
A. Quiche lorraine ❑
B. Potage de légumes ❑
C. Poisson en papillotes ❑
D. Steak haché frites ❑
E. Jambon purée de légumes ❑

4. Le nombre de décès annuel divisé par le nombre total de la population étudiée pendant la même période est :
A. Le taux de morbidité ❑
B. Le taux de mortalité ❑
C. Le taux de natalité ❑

5. Le diplôme d'aide-soignant est régi par :
A. L'arrêté du 22 octobre 2005, modifié ❑
B. Le décret du 12 août 1996 ❑

6. Les portes d'entrée des risques NRBC sont :
A. Aériennes ❑
B. Percutanées ❑
C. Digestives ❑
D. Oculaires ❑

7. Pour lutter contre la déshydratation en période de grande chaleur chez une personne n'ayant pas de pathologie particulière, il faut :

A. Ouvrir les fenêtres entre 10 heures et 16 heures ❑
B. Inciter les personnes à boire ❑
C. Aérer les pièces aux heures les plus fraîches ❑
D. Inciter les personnes à faire de l'exercice ❑

8. Pour respecter les règles d'hygiène lors de la toilette urogénitale :

A. Je me lave les mains ❑
B. Je me lave les mains et je porte des gants à usage unique ❑
C. J'utilise une solution hydro-alcoolique mais pas de gants ❑
D. Je respecte le sens de la toilette : de bas en haut ❑

9. Pour prévenir les risques de fausses routes :

A. Je propose de l'eau gélifiée ❑
B. Je propose de l'eau gazeuse ❑
C. J'enlève l'appareil dentaire de la personne ❑
D. Je mets d'office un repas mouliné ❑

10. La température de conservation des aliments en liaison chaude est :

A. + 45 °C ❑
B. + 95 °C ❑
C. + 65 °C ❑
D. – 25 °C ❑

→ Corrigés

1. B et E
A et D sont à éviter, car favorisant l'« excitation ». C : l'arrêt de boisson n'a pas d'incidence sur le sommeil (sauf l'arrêt de l'alcool).

2. B et C
A et D sont des activités solitaires.
Le lien social permet d'assurer une cohésion sociale par le partage de valeurs identiques et la reconnaissance de l'identité sociale de l'individu.

3. B, C et D
Afin de respecter les valeurs spirituelles de ce patient de confession musulmane, il n'est pas possible de lui proposer des plats contenant du porc.

4. B
Le taux de morbidité indique le nombre de personnes atteintes par une maladie pendant une période donnée.

Le taux de natalité : donnée statistique qui donne le nombre de naissances vivantes par habitants.

5. A

Décret du 12 août 1996 : il s'agit d'un décret transformant le CAFAS (Certificat d'aptitude aux fonctions d'aide-soignant) en DPAS, Diplôme professionnel d'aide-soignant.

6. A, B, C et D

7. B et C

A : il faut éviter d'ouvrir les fenêtres en pleine chaleur. D : l'exercice favorise l'augmentation de la température corporelle et la déperdition en eau.

8. A et B

Le lavage des mains et le port de gants à usage unique sont nécessaires lors de la réalisation d'une toilette intime.

9. A

L'eau gazeuse pourra être prescrite par le médecin, la texture du repas est importante pour le patient et doit être négociée et validée en équipe.

10. C

Méthode de conservation d'un produit entre sa fabrication et sa consommation consistant à le garder à une température supérieure à 63 °C, entre le lieu de fabrication et le lieu de consommation.

2 Questions à réponses ouvertes et courtes

➤ Question 1

Quel est le but du lavage des mains en milieu de soins ?

➤ Question 2

Citez 4 situations nécessitant le lavage des mains.

➤ Question 3

Lors d'un soin, vous vous blessez avec une aiguille restée sur l'adaptable du patient dont vous vous occupez.

a. *De quel type d'accident s'agit-il ?*

b. *Décrivez les étapes obligatoires que vous devez accomplir suite à cet accident.*

➤ Question 4

Citez les 4 dimensions de l'HOMME.

➤ Question 5

« Prendre soin » repose sur 4 concepts. Lesquels ?

➤ Question 6

Le sommeil joue différents rôles dans notre organisme, citez-en 4.

➜ Corrigés

➤ Question 1

- Lutter contre les infections nosocomiales.
- Lutter contre la transmission des germes manuportés.

➤ Question 2

- À l'arrivée dans le service.
- Avant tout type de soin.
- Après tout type de soin.
- À la fin du service.
- Avant de manger.
- Avant et après le passage aux toilettes.
- Après s'être mouché.

La liste n'est pas exhaustive.

➤ Question 3

a. Il s'agit d'un accident du travail

b. Les étapes :

- stopper les soins ;
- faire saigner la plaie ;
- lavage de la plaie avec eau + savon, rincer abondamment, et désinfecter, contact 10 minutes avec alcool 70 % ou Javel diluée à 10 % ;
- faire déclaration d'accident du travail, effectuer avant le 8e jour une sérologie de base et respecter le calendrier des sérologies ultérieures à 3, 6 et 9 mois ;
- déclaration au cadre du service et au médecin.

➤ Question 4

- Biologique.
- Psychoaffective.
- Socioculturelle.
- Spirituelle.

➤ Question 5

- Le concept de l'être humain.
- Le concept de santé.
- Le concept environnement du patient.
- Le concept infirmier.

➤ Question 6

- Le maintien de la vigilance à l'état de veille.
- La reconstruction des stocks énergétiques des cellules musculaires et nerveuses.
- La production d'hormones de croissance.
- La régulation de certaines fonctions (ex. : la régulation de la glycémie).
- L'élimination des toxines et autres déchets de l'organisme.

– La stimulation des défenses immunitaires.
– La régulation de l'humeur et de l'activation du stress.
– Les mécanismes d'apprentissage et de mémorisation.

3 Cas concret

Aide-soignant dans un service de soins à domicile en Ille-et-Vilaine, aujourd'hui mardi 12 mai, vous prenez en charge madame Olivette, 72 ans, entrée dans votre service suite à un accident vasculaire cérébral ayant entraîné une hémiplégie droite (paralysie de la moitié droite du corps), sans troubles du langage.

Vous savez que madame Olivette est retraitée de l'Éducation nationale, elle vit dans un pavillon de plain-pied avec son époux et son chat.

Monsieur et madame Olivette ont deux filles habitant en région parisienne dont ils sont originaires. Madame Olivette parvient seule à leur téléphoner tous les 2 jours.

Elle reçoit la visite régulière de ses amis du club de bridge. Elle exprime sa difficulté à accepter sa perte d'autonomie.

Elle reste coquette et souhaite être maquillée tous les jours. Chaque semaine, le mardi et le vendredi, elle souhaite prendre une douche. Sa coiffeuse vient le samedi lui faire une mise en plis.

Aujourd'hui, madame Olivette commence à utiliser son bras droit, elle a besoin d'une aide pour les transferts.

Le kinésithérapeute vient le lundi et le jeudi effectuer la rééducation du côté droit et la faire marcher dans son jardin. En dehors de ses passages, l'aide à la marche et les transferts sont assurés par les soignants ou par son mari.

La toilette complète est effectuée au lavabo, madame Olivette est très volontaire : elle participe à la toilette du haut (elle est droitière). Elle est continente et souhaite utiliser les WC. Elle participe à l'habillage, mais ne peut pas boutonner ses vêtements.

Son époux s'occupe des courses et des repas sur ses indications. Elle gère seule ses médicaments ; elle guide son mari dans la gestion des comptes.

Une aide à domicile prend en charge l'entretien de la maison.

➤ Question 1

En sociologie, comment se définit le terme « groupe » ?

➤ Question 2

À partir du texte ci-dessus, dégagez dans le tableau (page suivante) :

– les manifestations d'indépendance et les ressources propres à la situation de Mme Olivette (ce jour) ;

– les manifestations de dépendance et les difficultés rencontrées par Mme Olivette (ce jour).

Manifestations d'indépendance + difficultés	Manifestations de dépendance + ressources

➤ Question 3

Définissez ce qu'est un besoin fondamental selon la théorie de Virginia Henderson.

➤ Question 4

Citez dans l'ordre les 14 besoins de Virginia Henderson.

➤ Question 5

Énumérez les besoins que madame Olivette ne satisfait pas seule.

➤ Question 6

En tenant compte des capacités de madame Olivette dans son besoin d'être propre, quelles actions mettez-vous en place pour améliorer son autonomie ?

➜ Corrigés

➤ Question 1

Le groupe est une unité collective visant une œuvre commune s'exprimant par des attitudes et des comportements communs. Le groupe partage des objectifs, des relations et des valeurs communes.

➤ Question 2

La notion d'indépendance est la satisfaction d'un ou plusieurs besoins de l'être humain par les actions appropriées qu'il accomplit lui-même ou que d'autres font pour lui, selon sa phase de croissance et/ou de développement et selon les normes et critères de santé établis.

La notion de dépendance est la non-satisfaction d'un ou plusieurs besoins par des actions adéquates que la personne accomplit partiellement ou qu'elle est dans l'impossibilité d'accomplir, en vertu d'une incapacité ou d'un manque de suppléance.

Manifestations d'indépendance + ressources	Manifestations de dépendance + difficultés
• Utilise seule le téléphone • Exprime ses sentiments • Volontaire • Caractère affirmé • Coquette • Aime le maquillage • Commence à utiliser son bras droit • Fait sa toilette du visage • Participe à la toilette du haut du corps • Participe à l'habillage • Utilise les toilettes, elle est continente • Elle gère les menus • Elle guide la gestion des comptes • Elle prend seule ses médicaments	• Besoin d'aide pour la toilette (aide partielle pour le haut, aide complète pour le bas) • Besoin d'aide pour le boutonnage des vêtements • Besoin d'aide pour les transferts et pour l'accompagnement à la marche

➤ Question 3

Un besoin fondamental est une nécessité et non un manque, c'est-à-dire tout ce qui est essentiel à l'être humain pour se maintenir en vie et assurer son bien-être. Virginia Henderson a identifié 14 besoins fondamentaux qui recouvrent tous les aspects de l'être humain et toutes ses activités dans leurs dimensions biologiques, psychologiques et socioculturelles.

➤ Question 4

Les 14 besoins selon Virginia Henderson sont :

- Besoin de respirer.
- Besoin de boire et manger.
- Besoin d'éliminer.
- Besoin de se mouvoir et maintenir une bonne posture.
- Besoin de se vêtir et se dévêtir.
- Besoin de dormir et se reposer.
- Besoin de maintenir sa température dans les limites de la normale.
- Besoin d'être propre, soigné et protéger ses téguments.
- Besoin d'éviter les dangers.
- Besoins de communiquer avec ses semblables.
- Besoin d'agir selon ses croyances et ses valeurs.
- Besoin de s'occuper en vue de se réaliser.
- Besoin de se recréer et se divertir.
- Besoin d'apprendre.

➤ Question 5

Les besoins perturbés ce jour pour Mme Olivette sont :

- D'être propre, soigné et protéger ses téguments.

- Se vêtir et se dévêtir.
- Se mouvoir et maintenir une bonne posture.

➤ Question 6

Propositions d'actions/être propre, soigné et protéger ses téguments.

- Encourager, valoriser les efforts fournis par Mme Olivette.
- Favoriser son autonomie en l'incitant à utiliser son bras droit, développer la gestuelle du côté gauche (ex. : mettre le gant de toilette dans la main, poser la crème sur les doigts pour l'appliquer...).
- Lui accorder du temps pour la laisser faire ses gestes : laver ses dents, se coiffer...
- Aménager l'environnement pour favoriser les mouvements (l'espace autour d'elle, tous les objets près d'elle...).
- Si elle le souhaite, lui proposer de participer à sa toilette du bas du corps (participer à l'essuyage...).
- Respecter ses habitudes (habillage, maquillage, coiffure, parfum...).

4 Mise en situation professionnelle en service de dermatologie

Nous vous présentons aujourd'hui une MSP de module 1 réalisée par une élève aide-soignante dans un service de dermatologie (en mai 2009).

Ce service du secteur public accueille 30 patients pour diverses pathologies de la peau.

Aujourd'hui, dans le service, il y a 2 infirmières, 4 aides-soignantes, le médecin, la cadre de santé.

La démarche de soins

PRÉSENTATION DE LA PERSONNE SOIGNÉE

• Identité et présentation sociale

Madame Rose, née le 24 avril 1927, âgée de 87 ans, de nationalité française. Elle est célibataire sans enfants. Elle est retraitée de l'Éducation nationale, elle était institutrice. Ses neveux s'occupent d'elle et gèrent ses biens avec elle, elle est sous curatelle. Elle vit dans une maison de retraite depuis 10 ans, à sa demande.

Mme Rose est prise en charge à 100 % par la Sécurité sociale pour tous les soins induits par son diabète. Le forfait hospitalier est de 16 € par jour, qui est pris en charge par sa mutuelle.

- **Date et motifs d'entrée**

Madame Rose est entrée dans le service le 16 mai 2009 pour une dermatose eczématiforme et des tests d'allergie. (Le candidat doit connaître les termes médicaux utilisés).

- **Présentation physique**

Mme Rose est de moyenne corpulence (1 m 60 pour 66 kg).

Elle a la peau blanche, les cheveux gris et courts.

Elle a un appareil dentaire (haut et bas).

Elle marche sans aide technique.

- **Présentation psychologique**

Mme Rose est coopérante dans les soins, parle peu et le discours est parfois incohérent.

Elle est désorientée dans le temps et l'espace et se promène souvent dans le service.

Ses neveux sont très présents.

- **Environnement**

Mme Rose est dans une chambre seule, n° X.

Sa chambre est équipée du mobilier hospitalier : lit électrique avec barrières et potence. La salle de bain est équipée de lavabo, WC avec barre de sécurité, et d'une douche.

- **Habitudes de vie**

Elle aime les fleurs, parler de son métier d'institutrice et de ses poèmes préférés.

À la maison de retraite, elle a l'habitude de se lever à 7 h et se couche vers 21 heures.

Étant diabétique, elle a un régime adapté à sa pathologie (suivi par la diététicienne).

- **Histoire de la maladie**

Depuis mars 2009, elle a des lésions cutanées sur la face postérieure des cuisses et qui se sont étendues progressivement au niveau du siège et du tronc. Son médecin traitant a préféré l'hospitaliser pour faire un bilan complet.

- **Déroulement de l'hospitalisation**

Madame Rose a été admise dans l'unité de dermatologie du CHU de X pour faire le bilan de ses lésions cutanées et des tests d'allergie. Elle n'est jamais venue dans ce service, par contre, elle va régulièrement en unité de diabétologie pour un suivi.

- **Antécédents médicaux**

- Hypertension artérielle.
- Diabète non insulinodépendant.
- Maladie de type « Alzheimer » depuis 1998.
- Eczéma de contact.

- **Antécédents chirurgicaux**

- Appendicectomie (1971).
- Cancer du sein gauche avec tumorectomie (1968).
- Ablation du sein droit pour cancer (1970).
- Prothèse totale de hanche à droite (1989).

- **Ses traitements**

- Antidiabétique un comprimé à chaque repas.
- Diurétique pour traiter son hypertension artérielle.
- Antidépresseur matin et soir.
- Antihypertenseur matin et soir.
- Antihistaminique le matin.
- Anxiolytique le soir.
- Anticholinestérasique (Alzheimer) 3 comprimés/jour.
- Vasodilatateur un comprimé 3/jour.
- Traitement de lutte contre la constipation. Un sachet/jour.

Le médecin a prescrit un contrôle de la glycémie 3/jour par IDE, car son diabète est déséquilibré, ainsi qu'une prise des constantes, matin et soir.

- **Son devenir**

À sa sortie Mme Rose reviendra vivre à sa maison de retraite.

- **État du jour**

Aujourd'hui madame Rose a bien dormi, elle ne se plaint d'aucune douleur. Elle souhaite ce matin faire sa toilette au lavabo. Le contrôle de la glycémie réalisé par l'IDE ce matin était dans les limites de la normale. Le médecin doit passer la voir avec ses neveux pour lui expliquer les examens à venir.

Les besoins satisfaits aujourd'hui pour la résidente sont :
- le besoin de respirer : pas de toux, pas d'assistance respiratoire ;
- se mouvoir, maintenir une bonne posture.

➜ Corrigés

Besoin non satisfait	Habitudes de vie Ressources Indépendance	Notion de dépendance Difficultés	Objectifs (validés par IDE)	Actions/activités
Être propre, soigné et protéger ses téguments	– Fait seule visage, mains, coiffage et entretien de son appareil dentaire – Toilette au lavabo – Douche le vendredi	– Incapacité partielle à réaliser seule ses soins d'hygiène – Risque d'altération de la peau – Eczéma sur le corps – Incontinence urinaire et fécale – Perte de la notion de son schéma corporel	– Assurer une hygiène corporelle et un bien-être quotidien – Lui permettre de préserver l'estime de soi – Lui permettre de conserver ses acquis en termes d'autonomie	– Installation confortable au lavabo en mettant tout à sa disposition – Aide pour la toilette au lavabo en respectant son schéma corporel – Sollicitation pour la réalisation de sa toilette – Vérification de l'état cutané et des pieds – Hygiène minutieuse – Changement de la protection aussi souvent que nécessaire – Application de crème non médicamenteuse
Communiquer avec ses semblables	– A la visite de son frère – A la télévision – Aime lire	– Parle peu – Désorientation temporo-spatiale – Maladie d'Alzheimer	– Favoriser les échanges – Éviter le repli sur soi	– Resituer dans le temps et l'espace, donner la date du jour – Faire des phrases courtes avec un seul motif – Reformuler si besoin – Être a l'écoute de ses demandes formulées et non formulées – Me présenter – Expliquer ce que je fais – Échanger avec elle sur ses passions (poésie)
Se vêtir et se dévêtir	– A le linge nécessaire pour son hospitalisation – Le linge est entretenu par la maison de retraite (ses neveux s'en occupent)	– Incapacité partielle du fait de sa désorientation psychique – Ne peut choisir ses vêtements de façon adaptée	– Favoriser l'estime de soi – Maintenir l'autonomie	– Proposer mon aide pour l'habillage/déshabillage – Mettre ses affaires toujours dans le même ordre pour respecter son schéma corporel

Besoin non satisfait	Habitudes de vie Ressources Indépendance	Notion de dépendance Difficultés	Objectifs (validés par IDE)	Actions/activités
		– Ne différencie pas le linge propre du linge sale		– Choisir les vêtements avec elle en proposant 2 choix pour ne pas la mettre en situation d'échec – Choisir les vêtements en fonction de la saison – Réajuster ce qui est mal adapté (boutonnage...)
Boire et manger	– A un appareil dentaire (haut et bas) – Suivi par la diététicienne – Contrôle glycémique 3×/j – N'est pas difficile, coopérante	– A besoin d'être sollicitée pour manger – Diabétique – Incapable de suivre elle-même un régime	– Favoriser une prise de repas adaptée à son régime – Éviter la dénutrition	– Vérifier que l'HGT a été fait par l'IDE – Demander à l'IDE les signes de l'hyper- et d'hypoglycémie (module 3) et assurer la surveillance – Vérification du plateau-repas/régime – Peser tous les lundis – Pour faciliter son appétit, présentation agréable de l'assiette et ne pas donner en trop grande quantité – Veiller à apporter des fibres – Veiller à ce qu'elle s'hydrate correctement – Transmettre sur fiche de suivi alimentaire ce qui a été pris
Éliminer	– Protections anatomiques (jours et nuits)	– Tendance à la constipation – Incontinente urinaire et fécale	– Favoriser une prise en charge adaptée de son incontinence – Favoriser un transit régulier	– Changer les protections aussi souvent que nécessaire (surveiller si mictions régulières, sans odeurs, ni douleurs à la miction) – Proposer une toilette intime avant les changes – Surveillance du transit (aspect, coloration quantité, odeurs des selles) – Transmissions IDE + écrits

Besoin non satisfait	Habitudes de vie Ressources Indépendance	Notion de dépendance Difficultés	Objectifs (validés par IDE)	Actions/activités
Éviter les dangers		– Risque d'infection – N'est pas en mesure de surveiller seule son état de santé – Dermatite eczématiforme – Risque de fugue, désorientée temps/espace	– Éviter l'apparition d'infection localisée – Éviter le risque de « fugue »	– Surveillance de son état cutané/évolution dermatite – Noter et transmettre si apparition de rougeurs – Proposer des effleurages au point d'appui si besoin – Prendre les constantes/surveiller température 2×/j – Donner des repères dans le temps et l'espace – Passer régulièrement la voir – La rassurer
S'occuper en vue de se réaliser, se recréer et apprendre	– Accepte les propositions occupationnelles sur sollicitation – Ancienne institutrice	– Ne prend aucune initiative – Ne pose aucune question sur sa santé	– Favoriser le lien social et l'autonomie	– Proposer des magazines, passage à la bibliothèque de l'établissement – Allumer la télévision selon ses choix – Échanger avec elle sur ses centres d'intérêts.

Pour chaque besoin perturbé, action menée et observation réalisée, l'AS fera des transmissions orales et écrites.

LE SOIN

La réalisation du soin : aide à la toilette au lavabo après le petit déjeuner, le matin.

- **Préalable du soin**

Se renseigner pour savoir si aucun examen ou soin infirmier ou séance de kinésithérapie ou visite du médecin ne sont programmés sur cette tranche horaire. Vérifier que la personne ait terminé de prendre son petit-déjeuner, désire toujours une aide à la toilette au lavabo et accepte la présence des membres du jury (négociation préalable).

- **Organisation**

Préparer en amont le matériel nécessaire à la réalisation du soin : 1 chariot avec tout le nécessaire pour un soin d'hygiène au lavabo, ainsi que le nécessaire pour le lavage et la désinfection des mains, le nécessaire pour la désinfection de l'environnement et le matériel après le soin, les vêtements préparés avec la patiente.

Le candidat se référera aux enseignements dispensés dans son institut de formation, aux tuteurs de stage et aux protocoles du service pour la réalisation du soin. Le bionettoyage sera réalisé avant le soin (environnement immédiat du patient et matériel).

RÉALISATION DU SOIN ET CRITÈRES DE QUALITÉ

- **Installation et confort**

– La patiente sera installée confortablement sur une chaise protégée avec une serviette de toilette (confort).
– L'environnement sera préparé : mettre tout le nécessaire de toilette à disposition, savoir libérer l'espace, permettre au candidat de réaliser le soin correctement (bon positionnement dans l'espace).
– La réalisation du soin se fera avec des gestes doux, précis et organisés (prise en compte de la pathologie d'Alzheimer).
– La température de l'eau sera testée par la patiente.
– Du linge propre sera proposé à la patiente.
– La patiente sera réinstallée en fin de soin selon son désir avec le matériel nécessaire à portée de mains (revue, télécommande de télévision) et sonnette d'appel. Penser également à proposer un verre d'eau (les personnes âgées boivent peu).

- **Intimité et pudeur**

– La porte de la salle de bain sera tirée de manière à préserver l'intimité.
– En présence du jury, le candidat évitera des sujets de conversation trop intimes.

- **Sécurité**

– La mise de la chambre sera effective.
– La température de l'eau de la bassine sera vérifiée par le soignant (patiente étant atteinte de la maladie d'Alzheimer).
– Les règles d'hygiène et protocoles du service seront appliqués (lavage des mains avant et après le soin + utilisation de la solution hydroalcoolique à bon escient, organisation de la toilette logique et efficace).
– Les conditions d'emploi et de préparation des produits utilisés seront connues du candidat.
– Les observations de l'état clinique et du comportement de la patiente seront pertinentes et adaptées (manifestations d'altération de la peau, propos incohérents, douleurs, signes d'hypo/hyperglycémie...).
– La patiente sera rassurée et considérée.
– La traçabilité du soin sera assurée (sur le diagramme de soins et dossier si besoin + oralement si observations urgentes à transmettre – fonction d'alerte).

- **Hygiène**

– Le lavage des mains et l'application de la solution hydroalcoolique seront réalisés aux moments opportuns du soin.
– Le soin sera efficace : respect de l'autonomie de la patiente, réaliser ce qu'elle ne peut faire, observation de l'état de la peau.
– Le matériel sera décontaminé, nettoyé, désinfecté et rangé après le soin.

• **Économie**
Seul le matériel nécessaire sera préparé en amont du soin et utilisé.

• **Dimension relationnelle**
– La patiente sera sollicitée pour participer au soin dans la limite de ses possibilités (tester l'eau, faire son visage, se coiffer...).
– Le jury sera présenté au patient.
– Le candidat établira une relation de confiance et respectueuse.
– Le mode de communication sera tant verbal que non verbal et sera à adapter à la situation du jour (la patiente peut avoir des changements de comportement liés à sa pathologie).

MODULE 2

État clinique d'une personne

MODULE 2

Conseils méthodologiques

Présentation de l'épreuve

Niveau d'acquisition et limites d'exigence

Les connaissances en anatomie et physiologie doivent être suffisantes pour appréhender le fonctionnement général du corps humain.

Les connaissances relatives aux paramètres vitaux doivent viser l'exactitude de leurs mesures.

L'identification des signes et des seuils d'alerte est approfondie et comprise en liaison avec les situations à risques.

Les modalités de signalement en cas de risques sont comprises.

Ceci signifie que l'aide-soignant doit être en capacité de :

– mesurer les différents paramètres (température, diurèse, rythme cardiaque, tension artérielle, fréquence respiratoire, poids, taille) de manière fiable en utilisant les outils spécifiques et en réalisant les courbes de surveillance. Ces mesures devront tenir compte des modifications liées aux âges de la vie ;
– d'identifier les signes de détresse et de douleur ;
– d'observer et d'évaluer les changements d'état, d'identifier les situations à risques et/ou d'urgence et d'alerter les interlocuteurs compétents (infirmier ou médecin en particulier).

Pour apprécier avec compétence l'état clinique d'une personne, l'aide-soignant doit maîtriser un certain nombre de connaissances théoriques et procédurales :

– l'anatomie et la physiologie du corps humain et en particulier pour la peau et les muqueuses (ceci en lien avec la prévention d'escarre) ;
– la notion de maladie et les conséquences sur l'état clinique de la personne : maladie aiguë et chronique, situation d'urgence, de fin de vie, les maladies somatiques et psychiques, les processus pathologiques ;
– la sémiologie et le vocabulaire médical ;
– les principes de la démarche d'observation d'une situation clinique ;

– les procédures de mesure des paramètres vitaux chez l'adulte et l'enfant, la surveillance des signes cliniques, l'observation de la douleur et du comportement ;
– les règles de transcription de ces mesures.

Évaluation

CRITÈRES DE RÉSULTAT

– La mesure des différents paramètres est effectuée avec fiabilité.
– Les changements d'état et les situations à risques sont repérés et les interlocuteurs compétents sont alertés en fonction du degré de risques.

CRITÈRES DE COMPRÉHENSION

– Le candidat explique comment il observe l'état de la personne et fait le lien entre les résultats de cette observation et les risques potentiels.
– Le candidat identifie des signes de détresse et de douleur en lien avec l'état et la pathologie de la personne
– Le candidat fait des liens entre les modifications de l'état de la personne et les risques potentiels.

Validation du module

Pour valider le module 2, l'épreuve consiste soit en un questionnaire à choix multiple (QCM), soit en un questionnaire à réponses ouvertes et courtes (QROC), soit en un devoir ayant les deux types de questionnaires.

Le QCM consiste à répondre en cochant une ou plusieurs des réponses proposées à la question formulée.

Le QROC consiste à formuler une réponse à la question, de manière synthétique mais précise.

Cette épreuve dure 1 h 30, et elle est notée sur 20 points. Pour valider le module, il faut obtenir une note égale ou supérieure à 10 sur 20.

Méthodologie de travail

– Connaître le référentiel de formation.
– Revoir les différents documents concernant l'anatomie et la physiologie permettant une compréhension globale du fonctionnement du corps humain.
– Mettre en œuvre la mesure des différents paramètres vitaux soit en salle de pratique soit lors des stages. Cette mise en œuvre doit être rigoureuse tant par la mesure effectuée que par la transcription de celle-ci.
– Développer ses capacités d'observations : c'est-à-dire être capable d'observer les signes qui doivent alerter le soignant sur la modification de l'état cli-

nique. La validation théorique de ce module s'appuiera sur l'expérience de stage et sur les connaissances acquises pendant la formation à l'IFAS.
– S'entraîner à retranscrire les observations de manière objective : c'est-à-dire en notant de manière fiable ces observations, sans interprétation.
– S'entraîner à compléter les courbes de surveillance des paramètres vitaux en utilisant les différents outils vus durant les stages et exploités pendant les cours en IFAS.

À partir de ces éléments :

– être capable en stage de mobiliser ses connaissances pour agir de manière adaptée aux situations professionnelles concernant l'état clinique d'une personne ;
– être capable de mener un travail de recherche pour compléter les apports théoriques et procéduraux dispensés en IFAS ;
– être capable de répondre aux QROC et QCM de la validation théorique du module en utilisant les connaissances acquises pendant la formation théorique mais aussi pratique (stage et TP).

MODULE 2

Sujets d'entraînement

SUJET 1 IFAS du CH de Sainte-Marie

Le Puy en Velay – Février 2009

1 Questions à réponses ouvertes et courtes

➤ Question 1

Ce matin vous travaillez en service médecine, spécificité cardiologie. Vous accueillez M. X qui vient de maison de retraite avec pour motif d'entrée : douleurs constrictives thoraciques. Sur la fiche de liaison, vous avez les paramètres vitaux suivants, relevés les jours précédents :

Date	Jeudi 29 janvier		Vendredi 30 janvier		Samedi 31 janvier		Dimanche 1er février	
	matin	AM	matin	AM	matin	AM	matin	AM
T°	37,9	38,5	37,5		37	37,3	40,1	
Pulsations	92	120	90	84	84	88	110	
TA	13/7		12/8		13/7		7/4	
Diurèse mL	1 100		1 200		1 200		3 100	
Selles	N			L			N	
Poids kg	58,5				58,5			

Reportez sur la feuille de surveillance (température) ci-jointe les paramètres relevés chaque jour à 8 heures et 15 heures pour M. X.
L'utilisation de la couleur est autorisée.

FEUILLE DE SURVEILLANCE ET DE SOINS PRESCRITS – 7 jours

DATES																															
DIUR	POULS	TEMP	TA	M	M	S	N	M	M	S	N	M	M	S	N	M	M	S	N	M	M	S	N	M	M	S	N	M	M	S	N
2500	140	40	25																												
2000	120	39	20																												
1500	100	38	15																												
1000	80	37	10																												
500	60	36	5																												

SATURATION OXYGÉNOTHÉRAPIE														
PANSEMENTS														
PESÉE														
RÉGIME ALIMENTAIRE														
SELLES														
LAVEMENTS														
EXAMENS/RADIO BILANS SANG/URINES														
CONSULTATIONS														

➤ Question 2

En utilisant les termes médicaux précis, comment caractérisez-vous :
– la TA du 1er février matin ?
– les pulsations du 29 janvier après-midi ?
– la diurèse du 1er février ?
– les selles du 30 janvier après-midi ?

➤ Question 3

Ce matin du 2 février, en entrant dans la chambre de M. X, vous observez son visage qui est rouge. Il transpire abondamment et se dit fatigué.

a. *Quelle situation vous évoque cette description ?*

b. *Quelles seront vos actions ?*

➤ Question 4

Outre la transpiration, la rougeur du visage, la fatigue, M. X se plaint de douleurs dans les membres, d'une sensation de malaise, de vertiges lorsqu'il tente de se lever. Il dit qu'il a des nausées et qu'il ne pourra pas prendre son petit déjeuner.

a. *Sur le dossier de soins, quels signes ou symptômes transmettez-vous ?*

b. *Complétez la phrase suivante :*

Devant les signes et les symptômes de M. X, le médecin a posé .... Il s'agit probablement d'un .... grippal.

c. *Que sont les signes paracliniques d'une maladie ?*

➤ Question 5

L'infirmière vous demande de prendre le pouls de M. X. Cochez la (ou les) bonne(s) réponse(s) :

❒ *La prise de pouls s'effectue à jeun.*

❒ *La prise de pouls s'effectue au repos depuis 10 minutes.*

❒ *La prise de pouls s'effectue sur 1 minute.*

❒ *La prise de pouls peut s'effectuer sur 15 secondes et le résultat se multiplie par 4.*

➤ Question 6

Ce matin du 2 février, vous effectuez la toilette de M. X au lit. À la fin du soin, M. X présente une hémoptysie.

a. *Définissez le terme hémoptysie.*

b. *Quelles seront vos actions ?*

➤ Question 7

Complétez le tableau suivant des valeurs normales d'un jeune adulte en précisant l'unité de valeur.

	Valeurs normales pour un jeune adulte
Fréquence respiratoire	
Fréquence cardiaque	
Pression artérielle systolique	
Pression artérielle diastolique	

➤ Question 8

a. *Définissez l'hématose.*

b. *Citez les deux temps respiratoires.*

➤ Question 9

Quel est le rôle de l'appareil circulatoire ? De la grande circulation ? De la petite circulation ?

➤ Question 10

Quelles sont les 2 fonctions du rein ?

➤ Question 11

Lorsqu'un patient n'urine pas (ou n'a pas d'urine dans sa protection), quelles peuvent être les raisons possibles de cette absence de miction ?

➤ Question 12

a. *La glycosurie est-elle un signe pathologique ?*

b. *Normalement, l'urine est-elle stérile ?*

c. *Normalement, l'urine contient-elle des sels minéraux ?*

d. *Qu'est-ce que la diurèse ?*

e. *Sur quoi doit porter l'observation des urines faite par l'aide-soignante ?*

➤ Question 13

a. *Quelles sont les fonctions des testicules ?*

b. *L'arrêt du cycle génital chez la femme est la* ....

c. *Les spermatozoïdes sont-ils les gamètes mâles ?*

d. *Chez la femme, les organes génitaux externes constituent-ils la vulve ?*

e. *L'ovulation correspond-elle au 1er jour du cycle génital féminin ?*

➤ Question 14

a. *Les glandes endocrines sécrètent-elles les hormones ?*

b. *Quelle est l'hormone hypoglycémiante sécrétée par le pancréas ?*

c. *Quelles sont les 2 hormones sécrétées par les ovaires ? À quoi servent-elles ?*

➤ Question 15

a. *Quel est l'élément de l'œil qui participe à l'accommodation dans la vision ?*

b. *Quelles sont les fonctions de l'oreille ?*

c. *Qu'appelle-t-on acouphène ?*

d. *Comment s'appelle le saignement du nez ?*

➤ Question 16

a. *Quels sont les différents éléments de l'encéphale ?*

b. *Où se trouve la moelle épinière ?*

c. *Citez 3 signes de la désorientation temporo-spatiale.*

d. *Quel est le rôle de l'aide-soignant face à ces signes ?*

➤ Question 17

Cochez la bonne case dans le tableau suivant.

	VRAI	FAUX
La peau est un organe		
La peau comporte deux parties		
Les mélanocytes se situent dans le derme		
La kératine donne le bronzage		
Le bronzage protège des UV du soleil		
Les vaisseaux sanguins se situent dans le derme		
Le muscle hérisseur redresse le poil		
La glande sébacée sécrète la sueur		
Le prurit est une rougeur de la peau		
L'œdème est une petite vésicule remplie de liquide		

Citez les différents rôles et fonctions de la peau.

➤ Question 18

a. *Définissez « escarre ».*

b. *Selon la classification EPUAP, quels sont les différents stades de l'escarre ?*

c. *Quels sont les causes et les facteurs favorisant la survenue d'escarres ?*

d. *En dehors de l'objectif principal qui est de prévenir l'escarre, quels sont les objectifs du massage/effleurage et quelles en sont les précautions (voire interdictions) ?*

➜ Corrigés

➤ Question 1

FEUILLE DE SURVEILLANCE ET DE SOINS PRESCRITS – 7 jours

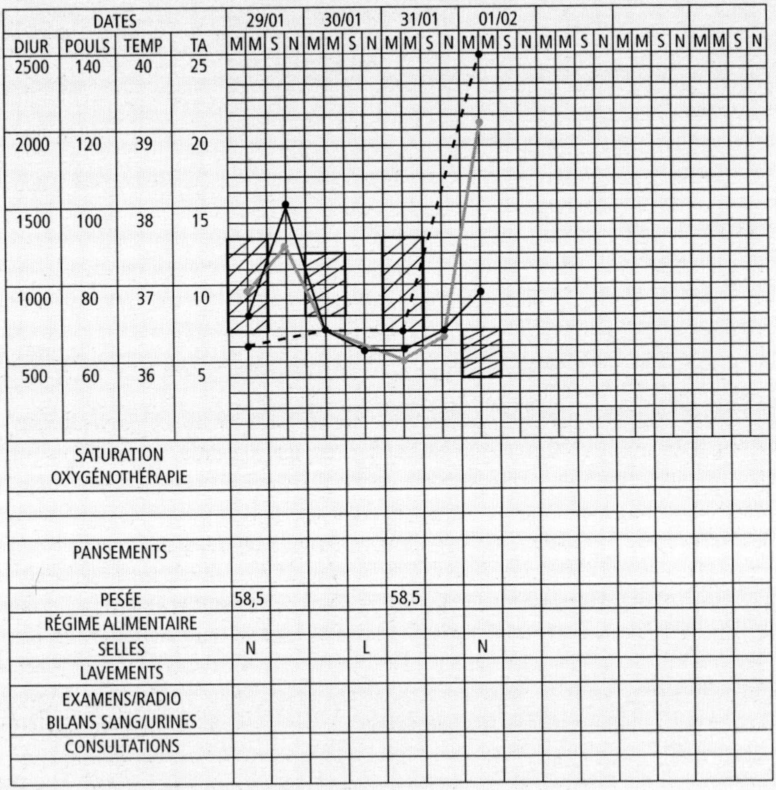

➤ Question 2

On peut caractériser ainsi :

– la TA du 1er février matin : *hypotension* ;

– les pulsations du 29 janvier après-midi : *tachycardie* ;

– la diurèse du 1er février : *polyurie* ;

– les selles du 30 janvier après-midi : *diarrhée*.

Pour répondre à ce type de question, il faut travailler le vocabulaire médical. Ici nous trouvons :

– les préfixes *hypo-* (diminution, moins, petit), *tachy-* (rapide, accéléré), *poly-* (grande quantité) ;

– le suffixe *-rrhée* (écoulement) ;

– les racines des mots : *tension*, *cardie* (en lien avec le rythme cardiaque), *urie* (urines).

➤ Question 3

a. Hyperthermie (augmentation de la température).
b. Les actions possibles sont :
- questionner le patient : se sent-il fatigué ? douloureux ?
- prendre les constantes : pouls, TA, température ;
- découvrir le patient ;
- lui proposer de le rafraîchir, de changer sa literie ;
- lui proposer à boire (hydratation) ;
- transmettre par oral à l'IDE et par écrit toutes ces informations et actions.

➤ Question 4

a. La transpiration, la rougeur du visage, l'asthénie, la douleur des membres, la sensation de malaise et de vertige lorsqu'il tente de se lever, les nausées, l'inappétence (il dit qu'il ne pourra pas prendre son petit déjeuner).
b. Devant les signes et les symptômes de M. X, le médecin a posé un *diagnostic*. Il s'agit probablement d'un *syndrome* grippal.
c. Ce sont les éléments qui complètent l'observation clinique (l'observation clinique signifie l'observation que l'on peut faire en regardant, en écoutant le patient mais aussi en le touchant) : on trouve les résultats d'examens (radiographie, examens biologiques, examens endoscopiques...).
La compétence AS demande d'être en capacité d'observer l'état clinique d'un patient et d'identifier les changements à signaler à l'infirmière. Ici le patient est rouge, il transpire et est asthénique : ce sont les signes qui traduisent une augmentation de la température (hyperthermie). Pour compléter l'observation clinique, il est utile de mesurer les constantes en particulier la température. Puis il faut analyser la situation (démarche de soin) pour proposer des actions adaptées à la personne : ici permettre que la température baisse en découvrant, rafraîchissant la personne, s'assurer de l'hydratation car le patient transpire abondamment. Il faut aussi répondre au besoin de confort en lui proposant un changement de literie.
Le médecin pourra prescrire des examens complémentaires qui lui permettront d'affiner le diagnostic médical : l'AS doit connaître le nom de ces examens et savoir en quoi ils consistent.

➤ Question 5

- La prise de pouls s'effectue au repos depuis 10 minutes.
- La prise de pouls s'effectue sur 1 minute.

La prise du pouls est une mesure que l'AS sera souvent amené à effectuer. Le patient doit être au repos pour permettre au rythme cardiaque de se stabiliser avant la mesure. Le compte des pulsations se fait sur une minute pour avoir un résultat fiable, car la mesure sur 15 secondes multipliée par 4 ne présente pas la même fiabilité au niveau du résultat.

➤ Question 6

a. Crachats contenant du sang.

b. Installer M. X en position demi-assise ou assise, lui procurer le matériel pour recueillir les crachats : crachoir avec un couvercle, mouchoirs jetables, poubelle pour évacuer les mouchoirs jetables ou sac-poubelle ; questionner le patient sur ce qu'il ressent, prendre les constantes (pouls, TA), alerter l'IDE et lui montrer le contenu du crachoir.

Dans une telle situation, l'AS doit faire preuve de calme pour ne pas affoler le patient. Elle doit assurer son confort :

– en l'installant en position assise ou demi-assise (position qui facilite l'expectoration et la respiration) ;

– en mettant à sa disposition ce qui est nécessaire pour cracher.

Elle doit aussi participer à la surveillance de ce patient en prenant les constantes et en recueillant des crachats. Elle transmettra à l'IDE ses observations dans le cadre de la collaboration AS/IDE.

➤ Question 7

	Valeurs normales pour un jeune adulte
Fréquence respiratoire	***16/18 mouvements par minute***
Fréquence cardiaque	***60 à 80 pulsations par minute***
Pression artérielle systolique	***12***
Pression artérielle diastolique	***7***

La connaissance des valeurs normales des différentes mesures des paramètres vitaux permet à l'AS d'évaluer la situation et de transmettre à l'IDE s'il y a un changement de ces valeurs.

➤ Question 8

a. Ce phénomène se produit au niveau des alvéoles pulmonaires. Il correspond au passage du dioxygène des alvéoles vers le sang qui circule dans les capillaires et le passage du dioxyde de carbone qui va du sang des capillaires vers les alvéoles.

b. L'inspiration et l'expiration.

Les mouvements respiratoires permettent la circulation de l'air dans les voies respiratoires et les poumons donc l'apport d'oxygène nécessaire à la vie des cellules du corps humain.

L'hématose est la qualité de l'oxygénation du sang grâce au passage des gaz (oxygène et gaz carbonique) à travers les membranes des capillaires et des alvéoles.

L'inspiration est un mouvement actif : le diaphragme s'abaisse, les côtes se soulèvent ce qui entraîne l'augmentation du volume des poumons et l'entrée de l'air.

L'expiration est un phénomène passif : le diaphragme se relâche, les côtes s'abaissent, le volume des poumons diminue ce qui entraîne l'expulsion de l'air.

➤ Question 9

Le rôle de l'appareil circulatoire, en lien avec l'appareil respiratoire, est de transporter l'oxygène vers l'ensemble des cellules.
La grande circulation permet la circulation du sang oxygéné du cœur vers les organes puis du sang chargé en gaz carbonique des organes vers le cœur.
La petite circulation permet la circulation du sang riche en dioxyde de carbone vers les poumons puis du sang oxygéné des poumons vers le cœur.

➤ Question 10

L'appareil urinaire :
- permet d'évacuer les déchets de l'activité cellulaire et d'éliminer les excès de liquide ;
- contribue à maintenir constants le volume et la composition du milieu intérieur.

➤ Question 11

Lorsqu'un patient n'urine pas ou n'a pas d'urine dans sa protection, les raisons possibles de cette absence de miction peuvent être :
- absence de sécrétion d'urine par le rein (anurie) : la vessie est vide ;
- impossibilité de vider la vessie (rétention d'urine se manifestant par un globe vésical).

➤ Question 12

a. Oui.
b. Oui.
c. Oui.
d. La mesure de la quantité d'urine émise sur un temps donné. Le plus souvent la diurèse est mesurée sur 24 heures.
e. L'observation portera sur :
- la quantité (diurèse) ;
- la qualité : aspect, couleur, odeur.

La fonction du rein est d'épurer le sang et de maintenir constant le milieu intérieur. Le rein est l'organe qui élabore l'urine à partir du plasma sanguin : c'est ce que l'on nomme la diurèse. L'urine est un liquide produit lors de la filtration du sang par le néphron : elle est composée d'eau à 95 %, d'urée, d'ammoniaque et d'ions à 5 %. L'urine provenant directement du rein, conduite à la vessie par les uretères et évacuée par l'urètre au niveau du méat urinaire, est stérile puisqu'elle n'est pas en contact avec le milieu extérieur. Si le rein présente une pathologie (infection, traumatisme, lithiase, cancer...) cela pourra se manifester au niveau de l'urine : l'AS doit donc observer si le patient urine ou non.

Elle devra observer la qualité des urines car ce sont des signes importants à transmettre dans le cadre de la collaboration avec l'IDE à la surveillance des patients.
Lorsque l'on parle de la qualité des urines, l'AS pourra effectuer une analyse d'urines à partir des bandelettes et transmettre les résultats à l'IDE : à partir des résultats lus sur les bandelettes, on pourra observer s'il y a une infection (augmentation des leucocytes dans les urines), s'il y a la présence de sucre ou d'albumine par exemple.
L'AS pourra aussi observer si les urines sont claires ou si elles sont troubles, hématuriques, foncées...
Il sera aussi important de noter l'odeur de l'urine : âcre, odeur d'ammoniaque ou odeur de pomme (signifie la présence d'acétone lors d'hyperglycémie).
Il faut aussi mesurer la quantité des urines (diurèse) : on parlera de polyurie pour une augmentation du volume des urines et d'une oligurie lorsque le volume des urines est diminué. On parle de pollakiurie lorsque la personne urine souvent de petites quantités mais a, au final, une diurèse normale.

➤ Question 13

a. Formation des spermatozoïdes et sécrétion de la testostérone.
b. L'arrêt du cycle génital chez la femme est la *ménopause*.
c. Oui.
d. Oui.
e. Non, le premier jour du cycle génital féminin correspond au 1er jour des règles.
L'appareil reproducteur assure la fonction de reproduction : la reproduction est la fonction de l'organisme qui permet la transmission de la vie à partir des gamètes produits par les organes génitaux féminin et masculin.
L'appareil génital de la femme est constitué des ovaires, des trompes, de l'utérus, du vagin. La vulve est la partie externe de cet appareil.
L'ovaire produit les ovocytes au cours d'un cycle de deux phases séparées par l'ovulation. Ce cycle dure environ un mois et débute par les règles. Tous ces cycles se déroulent de la puberté à la ménopause et ils sont sous le contrôle hormonal de l'hypothalamus qui gère l'activité de l'ovaire, lui-même glande endocrine productrice d'œstrogène et de progestérone.
L'appareil génital de l'homme est constitué par les testicules, un système de canaux, des glandes annexes (dont la prostate) et le pénis. Les testicules produisent les spermatozoïdes. Ce sont aussi des glandes endocrines qui produisent la testostérone.

➤ Question 14

a. Oui.
b. L'insuline.
c. La progestérone prépare l'utérus à la nidation et les œstrogènes stimulent le développement de l'endomètre (muqueuse utérine) et sa vascularisation. Ces deux hormones régissent le cycle féminin.

Le système endocrinien est sous le contrôle de l'hypophyse. Les glandes endocrines fabriquent les hormones, substances nécessaires à certains métabolismes.

Une glande endocrine est une glande qui sécrète l'hormone directement dans le sang.

Le pancréas est une glande endocrine : cette glande sécrète l'insuline, hormone hypoglycémiante. C'est aussi une glande exocrine. Le pancréas sécrète des sucs pancréatiques, qui participent à la digestion des aliments.

Les ovaires sont aussi des glandes endocrines qui sécrètent les hormones qui régulent le cycle féminin. Chez l'homme les testicules sécrètent la testostérone et les androgènes.

On trouve comme autres glandes endocrines : la thyroïde et les parathyroïdes (sécrètent la thyroxine et les parathormones), les glandes surrénales (qui sécrètent la cortine et l'adrénaline).

➤ Question 15

a. Le cristallin.

b. L'oreille a un rôle dans l'audition par le biais du tympan et du nerf auditif et un rôle dans l'équilibre.

c. Un acouphène est un bruit perçu en l'absence de son réel extérieur.

d. Une épistaxis.

Les organes des sens jouent un rôle dans la fonction de relation : ils permettent à l'homme d'avoir des informations sur le milieu extérieur.

Pour accompagner un patient, il est important de discerner les difficultés que celui-ci peut avoir en termes de communication avec le milieu extérieur : voir pour se déplacer en sécurité et s'occuper en vue de se réaliser... ; entendre pour se protéger, pour échanger avec ses semblables... ; sentir pour avoir des informations sur l'environnement.

L'œil est logé dans l'orbite et il est protégé par les paupières garnies de cils et par les larmes produites par les glandes lacrymales.

Le cristallin est une lentille élastique qui permet l'accommodation c'est-à-dire l'ajustement de la vision. Il peut s'opacifier : on parle alors de cataracte. La rétine est l'organe sensible de l'œil qui permet la vision.

L'oreille est constituée de trois parties :

– l'oreille externe (pavillon, conduit auditif fermé par le tympan) ;

– l'oreille moyenne (les trois osselets qui transmettent la vibration des sons, elle est fermée vers l'intérieur par les fenêtres ovales et rondes) ;

– l'oreille interne (labyrinthe osseux et membraneux, et les milieux liquides).

L'information acoustique est transmise au cerveau par le nerf auditif.

L'audition : les sons sont des phénomènes vibratoires qui se propagent par l'air, ils font vibrer les tympans, puis ils sont transmis aux osselets.

Dans l'oreille interne, on trouve des récepteurs qui permettent de renseigner le cerveau sur la position de la tête et donc de maintenir l'équilibre du corps selon les mouvements occasionnés.

Le nez est composé de fosses nasales, elles-mêmes tapissées par une muqueuse richement vascularisée et qui contient les cellules sensorielles de l'olfaction (odorat). Comme cette muqueuse est très vascularisée, on peut observer une épistaxis qui est le saignement de celle-ci.

➤ Question 16

a. L'encéphale se compose du cerveau, lui-même composé de 2 hémisphères, du tronc cérébral et du cervelet.

b. La moelle épinière se trouve dans le canal rachidien constitué par les vertèbres.

Le système nerveux est composé de 2 grandes parties : le système nerveux central (encéphale et moelle épinière) et le système nerveux périphérique (ganglions et nerfs).

L'encéphale est logé dans la boîte crânienne. Il est composé de 3 parties :

– le cerveau : constitué de 2 hémisphères, il permet de recevoir, traiter, utiliser les informations reçues par les organes des sens. Chaque information sera analysée dans une région du cerveau. Celui-ci enverra une réponse qui pourra être un mouvement adapté à la situation. Il assure aussi une fonction de mémoire. Le cerveau droit est le cerveau des émotions, de la perception visuelle spatiale alors que le cerveau gauche est le cerveau du langage, des mathématiques. Cette physiologie explique que lors d'un accident vasculaire cérébral (AVC), selon le côté du cerveau atteint, les signes cliniques manifestés ne seront pas les mêmes. Dans une hémiplégie droite (cerveau gauche atteint), on pourra observer une aphasie, alors que dans une hémiplégie gauche (cerveau droit atteint), la personne aura des difficultés à se situer dans l'espace ;

– le cervelet a un rôle dans l'équilibre et la coordination des mouvements volontaires et involontaires ;

– le tronc cérébral.

La moelle épinière située dans le canal rachidien part du bulbe rachidien et descend jusqu'à la hauteur de la 2e vertèbre lombaire. Elle est le siège de l'arc réflexe.

c. Troubles mnésiques, troubles de l'élocution, troubles du comportement, perte de repères dans le temps et dans l'espace, non reconnaissance des visages connus...

d. Le rôle de l'aide-soignant est de :

– observer et transmettre à l'IDE ces signes, en décrivant de manière précise et objective ses observations ;

– prévenir les risques en mettant en place un accompagnement ritualisé pour permettre à la personne de retrouver, ou tout du moins garder, certains repères (respect des heures pour les soins concernant les actes de la vie quotidienne, respect des mêmes lieux pour effectuer les soins d'hygiène et de confort...) ;

– mettre des repères pour permettre à la personne de se situer dans l'espace : couleur des couloirs, des portes, affiches spécifiques sur la porte de la chambre...

Une atteinte du système nerveux et plus particulièrement du cerveau entraîne différents troubles : de la conscience, de l'orientation dans le temps et

l'espace, de la coordination des mouvements, de la sensibilité, de l'élocution… Ces troubles sont variables et en lien avec la localisation de l'atteinte cérébrale.
La désorientation temporo-spatiale fait partie des troubles observables lors d'une atteinte cérébrale et particulièrement chez les personnes âgées atteintes de la maladie d'Alzheimer.
L'AS a un rôle important dans l'accompagnement des actes de la vie quotidienne auprès de ces patients pour leur permettre de maintenir ou de restaurer une autonomie en lien avec une capacité à s'orienter dans le temps et l'espace.

➤ Question 17

	VRAI	FAUX
La peau est un organe	*X*	
La peau comporte deux parties		*X* *La peau est constituée de 3 parties*
Les mélanocytes se situent dans le derme		*X* *Ils se situent dans l'épiderme*
La kératine donne le bronzage		*X* *Donne l'élasticité des cheveux*
Le bronzage protège des UV du soleil	*X*	
Les vaisseaux sanguins se situent dans le derme	*X*	
Le muscle hérisseur redresse le poil		*X* *C'est le muscle horripilateur*
La glande sébacée sécrète la sueur		*X* *Sécrète le sébum*
Le prurit est une rougeur de la peau		*X* *C'est une démangeaison*
L'œdème est une petite vésicule remplie de liquide		*C'est une infiltration dans le tissu sous-cutané*

La peau a un rôle :
- de protection contre les agressions extérieures : soleil, microbes… ;
- de régulation thermique (par la sueur elle permet le maintien de la température corporelle) ;
- de synthèse de la vitamine sous l'action du soleil ;
- sensoriel : c'est l'organe du toucher ;
- minime d'absorption, de respiration et d'élimination (sueur).

La peau est un organe qui recouvre le corps dans sa totalité. Elle est composée de l'épiderme, du derme et de l'hypoderme.

L'épiderme est composé :

– d'une couche basale qui permet le renouvellement des cellules et qui contient les mélanocytes (cellules de la peau qui sont responsables de la couleur de la peau) ;

– de la cornée, riche en kératine et responsable de la résistance de la peau.

Le derme contient les glandes sudoripares (sécrètent la sueur), les glandes sébacées (sécrètent le sébum). Il est vascularisé. Il contient les terminaisons nerveuses.

L'hypoderme contient des cellules adipeuses : il protège contre le froid et les chocs.

Les annexes de la peau sont les phanères :

– les poils (qui sont composés d'une racine implantée dans le derme et d'une tige). Le muscle horripilateur se trouve à la base des poils, il est responsable de son redressement sous l'action du froid ou de la peur (avoir la chair de poule) ;

– les ongles ;

– les cheveux.

L'AS doit bien connaître la constitution de la peau pour :

– dispenser de manière adaptée les soins d'hygiène ;

– et mettre en place une prévention d'escarre efficace.

➤ Question 18

a. L'escarre, nom féminin, est une lésion cutanée d'origine ischémique liée à une compression des tissus mous entre deux plans durs (le lit ou le fauteuil et les saillies osseuses le plus souvent).

b. Les différents stades de l'escarre sont :

– stade 1 : rougeur persistante localisée ne disparaissant pas lors de la levée de la compression ;

– stade 2 : atteinte de l'épiderme et/ou du derme (phlyctène, plaie superficielle…) ;

– stade 3 : atteinte des tissus sous-cutanés (plaie profonde, nécrose) ;

– stade 4 : atteinte des tissus en profondeur, cela peut aller jusqu'aux tendons et même aux os.

c. Facteurs favorisant l'escarre :

– la première grande cause est la limitation de la mobilité (alitement prolongé, maintien au fauteuil) ;

– l'âge est aussi un facteur de risque : le vieillissement de la peau, la sécheresse, la diminution de la couche adipeuse… ;

– les troubles de la sensibilité car la personne ne perçoit plus l'inconfort et ne se mobilise pas en conséquence ;

– les troubles de l'alimentation et de l'hydratation : la dénutrition, le manque d'apport protéinique, la déshydratation sont des facteurs de risques ;

– la macération par incontinence, sudation importante (fièvre importante) ;

– des pathologies telles le diabète, des pathologies entraînant des troubles de la vascularisation, des troubles de la mobilité, de la sensibilité…

– les troubles psychiques.

d. Cela permet d'observer, lors de ce soin, l'aspect cutané au niveau des points d'appui. Par l'utilisation d'huile ou de crème hydratante, cela permet d'apporter une hydratation à la peau mais aussi une sensation de bien-être lors d'un soin qui a une dimension relationnelle.

Les précautions à prendre :

- ne pas porter de gants ;
- ne jamais effleurer une rougeur persistante (stade 1 de l'escarre : on ne touche jamais une escarre constituée) ;
- ne jamais utiliser de glaçon, ni de sèche-cheveux comme cela a pu se faire il y a longtemps ;
- avoir des gestes doux, légers en utilisant la main à plat ;
- ne pas utiliser d'alcool, ni de *Biafine*, ni de produit qui encrasse la peau, mais utiliser si besoin un produit qui facilite le glissement ;
- ne jamais effleurer une peau avec un eczéma, un œdème, ou si le patient dit être douloureux.

La prévention d'escarre est une fonction importante de l'AS. Pour mesurer le risque d'escarre chez une personne, l'AS peut utiliser différents types d'échelle de mesure : on trouve les échelles homologuées telles que l'échelle de Braden ou l'échelle de Norton ; mais on trouve aussi des échelles constituées par le personnel de certains services et validées.

Pour prévenir une escarre, il y a trois grands principes à respecter :

- lever la compression par différents moyens :
  - changements de position réguliers,
  - favoriser la marche ou le lever,
  - utiliser un matelas anti-escarre,
  - utiliser tous les moyens permettant de soulager un point de pression,
  - éviter tous les plis dans la literie ou dans les vêtements,
  - vérifier qu'il n'y ait pas de corps étrangers en contact avec la personne ;
- assurer l'hygiène de la peau :
  - bien laver, mais surtout bien rincer et bien sécher la peau pour éviter toute macération,
  - faire des changes réguliers avec une toilette génito-anale à chaque fois que cela est nécessaire chez une personne incontinente,
  - préférer l'utilisation de tissus en contact avec la peau qui soient en coton ;
- assurer une alimentation et une hydratation adaptée :
  - s'assurer que la personne mange de manière adaptée en quantité mais aussi en qualité (apport suffisant en protéines),
  - l'apport hydrique doit permettre une hydratation de la peau.

SUJET 2 IFAS du LEAP Saint Joseph

Centre de formation – Maurs – Février 2009

1 Questions à réponses ouvertes et courtes

➤ Question 1

Définissez un symptôme objectif et un symptôme subjectif.

➤ Question 2

Qu'est-ce qu'une maladie psychosomatique ?

➤ Question 3

À quoi correspondent les chiffres maxima et minima de la tension artérielle au niveau de la physiologie cardiaque ?

➤ Question 4

Citez les deux modes de classification des maladies.

➤ Question 5

Trouvez les mots qui correspondent aux indications suivantes :

– Présence de sucre dans le sang	_ _ Y _ _ M _ _
– Présence de sang dans les urines	_ _ _ A _ _ R _ _
– Traitement préventif des maladies	_ _ O _ _ _ _ A _ _ _
– Envie de vomir	_ A _ S _ _
– Saignement du nez	_ P _ _ T _ X _ _
– Difficultés à respirer	_ _ _ P _ _ E
– Accélération du rythme cardiaque	T _ _ _ _ C _ _ _ _ _
– Signe avant-coureur d'une maladie	P _ _ _ R _ _ _

➤ Question 6

Donnez la composition du système nerveux central.

➤ Question 7

Quelle est la différence entre le système nerveux volontaire et le système nerveux autonome ?

➤ Question 8

Citez les enveloppes du cerveau et dites à quoi elles servent.

➤ Question 9

Quelle est la composition de l'oreille moyenne ?

➤ Question 10

Comment s'appellent les trois membranes de l'œil ?

➤ Question 11

Présentez la pyramide des besoins de Maslow.

➤ Question 12

Expliquez comment se réalise une diurèse.

➤ Question 13

Complétez le schéma de la peau.

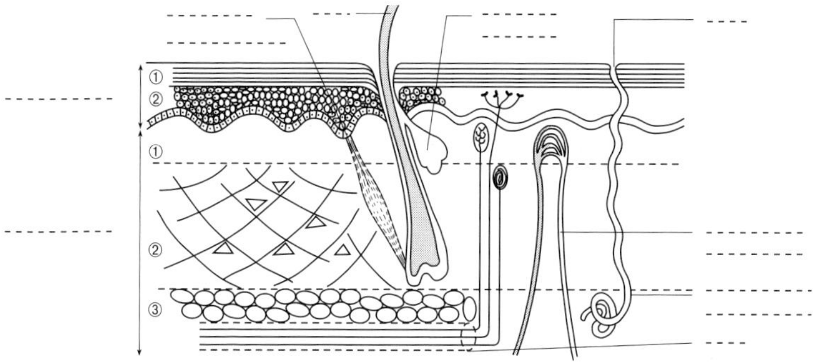

➤ Question 14

Complétez le schéma du neurone en faisant figurer le sens de l'influx.

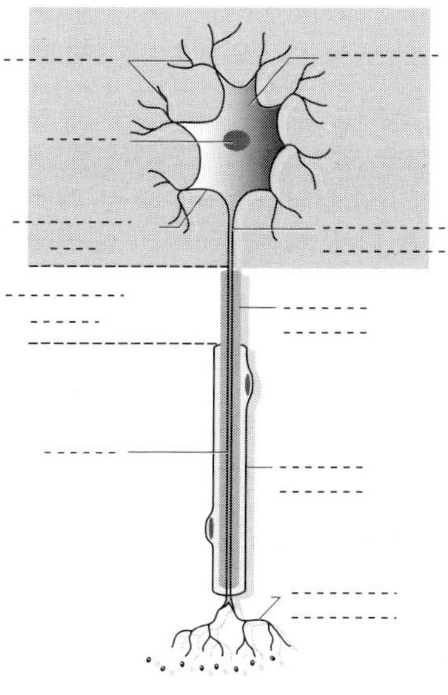

➜ Corrigés

➤ Question 1

- Symptômes objectifs : phénomènes observés chez le patient.
- Symptômes subjectifs : phénomènes perçus par le patient.

➤ Question 2

La maladie psychosomatique est caractérisée par des désordres organiques en lien avec des troubles psychiques.

➤ Question 3

- Maxima : systole ventriculaire (contraction des ventricules).
- Minima : diastole (repos du cœur).

➤ Question 4

Classification par étiologie ou par typologie.

➤ Question 5

– Présence de sucre dans le sang	GLYCÉMIE
– Présence de sang dans les urines	HÉMATURIE
– Traitement préventif des maladies	PROPHYLAXIE
– Envie de vomir	NAUSÉE
– Saignement du nez	ÉPISTAXIS
– Difficultés à respirer	DYSPNÉE
– Accélération du rythme cardiaque	TACHYCARDIE
– Signe avant-coureur d'une maladie	PRODROME

➤ Question 6

Le SNC est composé de l'encéphale et de la moelle épinière. L'encéphale comprend le cerveau, le cervelet et le tronc cérébral.

➤ Question 7

- Le SNV permet les actions volontaires et commandées.
- Le SNA gère les fonctions végétatives, des viscères (ex. : cœur, système digestif...).

➤ Question 8

Le cerveau est enveloppé par trois membranes appelées méninges :
- la dure-mère, située contre la paroi de l'os : protectrice ;
- la pie-mère, située contre le cerveau : nourricière ;
- l'arachnoïde, entre les deux précédentes : sert « d'amortisseur ».

➤ Question 9

L'oreille moyenne est composée de la caisse du tympan, les cavités mastoïdiennes et la trompe d'Eustache.

➤ Question 10

- La membrane externe de l'œil : la sclérotique.
- La membrane moyenne de l'œil : la choroïde.
- La membrane interne de l'œil : la rétine.

➤ Question 11

Accomplissement Personnel

Estime de Soi

Estime des Autres

Amour, Appartenance

Sécurité

Physiologique

➤ Question 12

- Utilisation d'un bocal propre, sec et fermé, au nom du patient ; y noter la date et l'heure de début de diurèse.
- Faire jeter les premières urines puis bien conserver toutes les urines jusqu'au lendemain (pendant 24 h). Faire uriner le patient à l'heure de la fin de la mesure de la diurèse et garder ces urines.
- Mesurer les urines dans le bocal (tenir compte des éventuelles pertes) et noter la diurèse dans les transmissions.

➤ Question 13

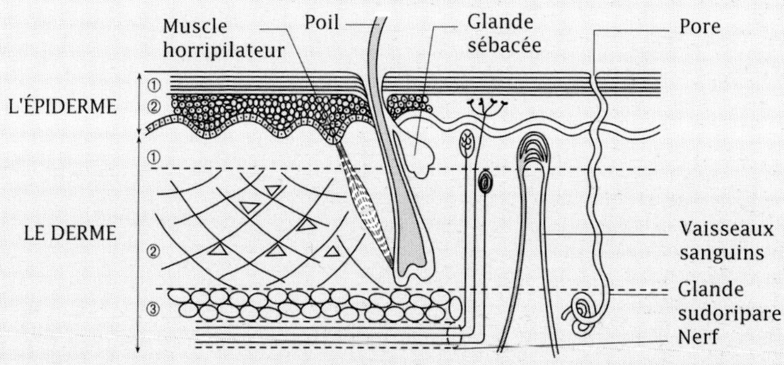

➤ Question 14

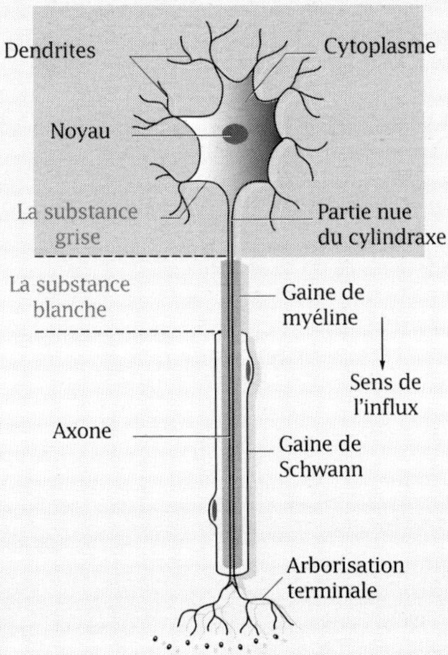
Dendrites
Cytoplasme
Noyau
La substance grise
Partie nue du cylindraxe
La substance blanche
Gaine de myéline
Sens de l'influx
Axone
Gaine de Schwann
Arborisation terminale

SUJET 3 IFAS de Landerneau (Finistère) – Décembre 2008

1 Questions à choix multiple

1. La tachycardie est :

A. Une augmentation de la pression artérielle ❑

B. Une augmentation du rythme cardiaque ❑

C. Une diminution du rythme cardiaque ❑

2. Une cyanose est :

A. Une diminution de la fréquence respiratoire ❑

B. Une coloration bleue des téguments ❑

C. Une rougeur du visage ❑

3. Un syndrome est :

A. Une maladie chronique ❑

B. L'ensemble des causes d'une maladie ❑

C. Un ensemble de signes et de symptômes ❑

4. Les os qui constituent la cage thoracique sont :

A. Le sternum ❑

B. Les vertèbres dorsales ❑

C. Les omoplates ❑

D. Le diaphragme ❑

E. Les côtes ❑

5. L'uretère est :

A. Le canal conduisant l'urine des reins à la vessie ❑

B. Le canal conduisant l'urine de la vessie vers l'extérieur ❑

C. Le lieu de fabrication de l'urine ❑

6. Le carrefour des voies aériennes et des voies digestives s'appelle :

A. La trachée ❑

B. Le pharynx ❑

C. Le larynx ❑

D. L'épiglotte ❑

7. L'appareil digestif est composé des organes suivants : classez-les par ordre (du début à la fin du parcours des aliments)

A. Le rectum

B. Le duodénum

C. L'estomac

D. L'anus

E. La bouche

F. L'œsophage

G. Le colon

H. L'intestin grêle

8. Les artères nourricières du cœur sont :

A. Les artères pulmonaires ❑

B. L'artère aorte ❑

C. Les artères coronaires ❑

9. Le sang transporté par l'artère pulmonaire est riche en oxygène :

A. Vrai ❑

B. Faux ❑

10. Les variations physiologiques de la température sont influencées par :

A. L'âge ❑

B. Le sexe ❑

C. Les activités sportives ❑

D. Le tabagisme ❑

11. Quelles sont les conditions à respecter pour la prise des pulsations ?

A. Le patient doit être au repos depuis au moins 10 minutes ❑

B. Le soignant doit prendre les pulsations avec son pouce ❑

C. Les pulsations se prennent sur une minute pour être fiables ❑

D. Le soignant doit repérer l'artère avec un stéthoscope avant de la palper ❑

12. Vous êtes aide-soignant dans un service de long séjour. Lors de la toilette de madame F., 88 ans, hospitalisée pour altération de l'état général, vous observez une rougeur sur son sacrum. Quelle est votre attitude ?

A. Vous dites que ce n'est rien et que la rougeur va disparaître après un bon massage ❑

B. Vous le signalez à l'infirmière ❑

C. Vous mettez en place des changements de position réguliers ❑

D. Vous appliquez un pansement de protection ❑

E. Vous utilisez une grille d'évaluation du risque d'escarre ❑

13. Vous êtes aide-soignant en service de chirurgie orthopédique. Ce matin, vous participez au lever de monsieur P. opéré d'une prothèse de hanche gauche. Celui-ci se plaint d'une douleur au niveau de sa plaie, il grimace et a les larmes aux yeux :

A. Vous lui dites qu'un homme doit être fort et ne doit pas pleurer ❑

B. Vous lui dites qu'il a de la chance car vous êtes disponible pour l'aider ❑

C. Vous observez son comportement et prévenez l'infirmière ❑

D. Vous lui proposez d'évaluer sa douleur à l'aide d'une échelle graduée ❑

14. Lors de la prise de pouls de madame G., hospitalisée pour l'ablation d'une dent de sagesse, sans antécédent médical, vous trouvez un pouls à 114 pulsations par minute, alors qu'habituellement il était de 70 par minute. Ce résultat est :

A. Normal ❑

B. À transmettre sue la feuille de surveillance ❑

C. À transmettre à l'infirmière immédiatement ❑

15. Lors du relevé de la diurèse des 24 h de monsieur Y., hospitalisé pour une intervention sur la prostate, alimenté normalement depuis 3 jours, vous notez une quantité de 0,350 litre. Quelle est votre attitude ?

A. Vous rajoutez 500 mL car il y a sûrement eu des urines jetées dans la journée ❑

B. Vous transcrivez ce chiffre sur la feuille de surveillance ❑

C. Vous prenez la température de monsieur Y. ❑

D. Vous prévenez l'infirmière ❑

16. Lorsque vous relevez la température de madame Z., vous lisez 38,6 °C sur le thermomètre tympanique. Cette température est :

A. Une température normale ❑

B. Une hypothermie ❑

C. Une hyperthermie ❑

17. Dans le cas de madame Z., quelle est votre attitude ?

A. Vous découvrez madame Z. ❑

B. Vous prévenez la famille ❑

C. Vous couvrez madame Z. ❑

D. Vous proposez à madame Z. de boire ❑

E. Vous transmettez à l'oral à l'infirmière ❑

18. Après une intervention chirurgicale, la douleur peut être évaluée par un aide-soignant :

A. Vrai ❑

B. Faux ❑

19. Vous êtes aide-soignant, travaillez en EHPAD et faites l'horaire de 13 h/21 h. Aux transmissions vous apprenez que madame M. a eu 4 selles liquides depuis le matin. On parle de diarrhée lorsque :

A. La personne a des selles liquides plusieurs fois par jour ❑
B. La personne a une selle le matin et une selle le soir ❑

20. Un homme de 53 ans, sans aucun antécédent médical, a une pression artérielle de 122/75 mm de mercure de façon répétée. Cette tension artérielle est considérée comme :

A. Une hypotension artérielle ❑
B. Une pression artérielle normale ❑
C. Une diminution de la fréquence cardiaque ❑

→ Corrigés

1. B
2. B
3. C
Ces trois premières QCM correspondent à des questions de vocabulaire médical : pour cela, il faut revoir les suffixes, préfixes et les racines permettant de reconstituer les mots.
4. A, B et E
5. A
6. B
7.
A. 7. Le rectum
B. 4. Le duodénum
C. 3. L'estomac
D. 8. L'anus
E. 1. La bouche
F. 2. L'œsophage
G. 6. Le colon
H. 5. L'intestin grêle
8. C
9. B
10. A, B et C
Ces questions concernent l'anatomie et la physiologie du corps humain. Il est important de bien les lire. Par exemple la question 4 demande quels sont les os qui constituent la cage thoracique : il ne faut pas cocher le diaphragme car ceci est un muscle et non pas un os.

De même pour la question 9, il faut bien connaître le circuit de la petite circulation : en effet, on parle bien d'une artère, l'artère pulmonaire, mais cette artère a la spécificité de conduire le sang riche en CO_2 vers les poumons. Cette artère ne contient donc pas de sang riche en oxygène comme les autres artères de l'organisme.

Pour la question 10, il faut connaître la physiologie : c'est-à-dire le fonctionnement de l'organisme. Ceci permet de comprendre les variations du fonctionnement du corps humain et les mesures effectuées.

11. A et B

12. B, C et E

13. C et D

14. B et C

15. B et D

16. C

17. A, D et E

18. A

19. A

20. B

Les questions 11 à 20 concernent l'appréciation de l'état clinique d'une personne et relèvent de la fonction aide-soignante.

On parle de « constantes » ou mesure des paramètres vitaux pour la mesure du pouls ou fréquence cardiaque, de la tension artérielle, de la température, de la fréquence respiratoire, de la diurèse. Les mesures de ces paramètres peuvent être effectuées par les AS qui doivent connaître les chiffres normaux de ceux-ci afin d'alerter l'infirmière en cas d'anomalie.

2 Questions à réponses ouvertes et courtes

➤ Question 1

Monsieur R., 73 ans, est hospitalisé pour un malaise lié à une hypertension à 190/90 mm de mercure. Une surveillance de la pression artérielle 2 fois par jour a été mise en place. L'infirmière vous demande de prendre celle de 8 h 30 du matin. Comment procédez-vous ?

➤ Question 2

Vous devez prendre la température des patients hospitalisés dans votre service.

a. *Quels sont les différents moyens de prendre la température et quelles sont les règles à respecter pour chacun d'eux ?*

b. *À quoi sert la surveillance de la température ?*

➤ Question 3

Madame B. est hospitalisée pour un encombrement bronchique avec dyspnée. Elle a de fréquentes quintes de toux et des expectorations importantes.

a. *Définissez les termes :*
– dyspnée ;
– expectorations.

b. *Comment installez-vous Mme B. ?*

c. *Sur quels éléments porte votre observation ?*

d. *Quelle est la fonction de la toux chez madame B. ?*

➤ Question 4

a. *Quelle est la fréquence respiratoire normale d'un adulte ?*

b. *Citez 4 signes évoquant une détresse respiratoire.*

➜ Corrigés

➤ Question 1

– Prévenir le patient que vous allez lui prendre sa TA.
– S'assurer que M. R. est au repos depuis au moins 10 minutes.
– S'assurer que le brassard est dégonflé avant de l'utiliser, l'aiguille doit être positionnée sur le 0 du manomètre.
– Placer le tensiomètre sur le bras du patient.
– Le bras doit être posé à plat.
– Le stéthoscope sera placé au pli du coude en regard de l'artère cubitale.
– Procéder au gonflage du brassard jusqu'à l'arrêt du bruit du flux sanguin.
– Dégonfler le tensiomètre progressivement, en repérant le chiffre à partir duquel les battements cardiaques n'ont plus été perceptibles, ce qui correspondra au chiffre systolique (maxima).
– Tout en continuant à dégonfler le brassard, repérer le chiffre à partir duquel les battements cardiaques n'ont plus été perceptibles : ce sera le chiffre diastolique (minima).
– Dégonfler complètement le brassard, l'enlever et ôter simultanément le stéthoscope.
– Noter le chiffre obtenu en noir ou en bleu en respectant le code du service.
– Transmettre à IDE si chiffres anormaux.

➤ Question 2

a. Moyens de prise de température :
– température buccale : contre-indiquée (CI) chez les enfants et personnes inconscientes, confuses ou agitées ou si pathologies buccales ;
– température rectale : CI en cas d'intervention à ce niveau ou de problèmes (hémorroïdes) ;

– température axillaire : on ajoute 5 dixièmes au résultat obtenu : temps de repos de 5 à 10 minutes avant ;
– température tympanique : la plus répandue actuellement ; CI en cas de problème local.

b. La surveillance de la température sert à contrôler les variations pathologiques de celle-ci :
– hyperthermie : souvent d'origine infectieuse ;
– hypothermie : souvent due à des conditions extérieures inhabituelles exposant au froid et pouvant être mortelle ou des infections par germe de GRAM-.

➤ Question 3

a. Dyspnée : difficulté pour respirer.
Expectorations : expulsions par la bouche de sécrétions venant des voies respiratoires.

b. Mme B. sera installée en position demi-assise, en veillant à la caler confortablement avec des coussins afin qu'elle puisse mieux respirer et qu'elle soit plus à l'aise pour expectorer. Mettre à portée de main un crachoir à usage unique avec couvercle, des mouchoirs jetables, un sac de plastique pour jeter les mouchoirs et la sonnette.

c. L'observation porte sur la quantité des expectorations et la qualité : couleur, aspect, consistance, odeur. Noter les circonstances de survenue des quintes de toux et les signes accompagnateurs (dyspnée, douleur, couleur des téguments).

d. La toux sert à évacuer les sécrétions qui encombrent les voies respiratoires.

➤ Question 4

a. Fréquence respiratoire normale d'un adulte : 14 à 18 cycles/minute.

b. Signes évoquant une détresse respiratoire : couleur cyanosée des téguments, bradypnée ou tachypnée ; agitation, regard de détresse, tirage, battements des ailes du nez.

L'appréciation de l'état clinique d'une personne passe par l'observation, l'écoute des bruits (respiration, bruits abdominaux, plainte) mais aussi l'écoute de ce que le patient dit, le toucher (moiteur, chaleur... de la peau mais aussi membres tendus...) et par l'odorat (odeur d'urines, de vomissement, de transpiration...). L'observation est complétée par la mesure des constantes :

– la température corporelle est le degré de chaleur de l'organisme : dans les conditions normales physiologiques, au repos, la température est autour de 37 °C ; les variations physiologiques sont influencées par l'âge, l'activité physique, le moment du cycle pour la femme, l'heure de la journée et le climat. L'hyperthermie est souvent d'origine infectieuse. La température peut se prendre au niveau buccal, rectal, axillaire ou tympanique (la méthode de prise la plus courante actuellement) ;

– la mesure du pouls ou fréquence cardiaque se fait au niveau d'une artère superficielle : le plus souvent cette mesure du pouls se fait au niveau de l'artère radiale ou carotidienne. La norme du pouls chez un adulte se situe entre 60 et 80 pulsations par minute. La mesure se fait auprès d'un patient au repos depuis au moins 10 minutes. Il faut compter les battements perçus sur une minute entière pour avoir un résultat fiable. La retranscription sur la feuille de température se fait en rouge ;
– la prise de la tension artérielle mesure la pression sanguine à l'intérieur des artères. Cette mesure s'effectue à l'aide d'un tensiomètre mécanique ou électronique ; le patient doit être au repos au moins depuis 15 minutes ; le premier bruit perçu lorsque l'on dégonfle le brassard du tensiomètre correspond au chiffre systolique ou maxima. Repérer le chiffre à partir duquel les bruits ne sont plus perceptibles ; ce chiffre correspond à la minima ou chiffre diastolique. On parle d'hypertension lorsque la maxima est supérieure à 16 et la minima supérieure à 9 ; on parle d'hypotension lorsque la maxima est inférieure à 10 ;
– la fréquence respiratoire mesure le nombre de mouvements respiratoires sur une minute : la norme est pour un adulte entre 16 et 18 mouvements respiratoires par minute ;
– la diurèse est la mesure de la quantité d'urines émises sur un temps donné (le plus souvent sur 24 heures) : en général un adulte élimine 1,5 à 2 litres par 24 heures. On peut aussi analyser la qualité des urines par une analyse d'urines : l'AS peut procéder à cet examen sur des urines fraîches à l'aide de bandelettes constituées de zones réactives de couleurs différentes. La modification de la couleur révélera une anomalie (hématurie microscopique, leucocyturie, albuminurie, glycosurie, acétonurie, modification du pH).
En plus de la mesure des paramètres vitaux, l'AS peut être amenée à :
– demander à une personne d'évaluer sa douleur (on peut s'aider d'échelles telles que l'échelle visuelle analogique ou EVA), ou évaluer celle-ci à l'aide d'échelles (échelle Doloplus par exemple) ;
– surveiller l'état cutané pour identifier l'apparition d'escarre ou surveiller des signes tels que l'œdème, la sécheresse cutanée… ;
– mesurer la taille et le poids ;
– surveiller la conscience et le comportement ;
– surveiller les vomissements : quantité et qualité ;
– surveiller les expectorations : moment de survenue, quantité, qualité ;
– surveiller le rythme et la qualité des selles pour identifier une constipation ou une diarrhée.
Lorsque l'AS constate une anomalie, elle doit noter le résultat ou ses observations sur la feuille de température ou la feuille des transmissions et informer l'infirmière par oral.

MODULE 3

Soins

MODULE 3

Conseils méthodologiques

1 Présentation de l'épreuve

Compétences

Réaliser des soins adaptés à l'état clinique de la personne.

Objectifs de formation

Dans le cadre du rôle propre de l'infirmier, et en collaboration avec lui et sous sa responsabilité, être capable de :

- rechercher les informations sur les précautions particulières à respecter lors du soin ;
- identifier et appliquer les règles d'hygiène et de sécurité associées aux soins à la personne ;
- organiser l'activité de soins en fonction de l'environnement et de la personne ;
- choisir le matériel approprié au soin ;
- réaliser les soins dans le respect de la personne, de son autonomie, de son intimité et en tenant compte des appareillages et matériels d'assistance médicale : soins liés à l'hygiène corporelle et au confort, à l'alimentation, à l'élimination, au sommeil et aide de l'infirmier à la réalisation de soins ;
- adapter les modalités de réalisation du soin à l'état de la personne et à ses habitudes de vie ;
- évaluer la qualité du soin et réajuster le cas échéant.

Niveau d'acquisition et limites d'exigence

Les connaissances concernant les pathologies les plus courantes sont en lien avec les soins à réaliser.

Le rôle de l'aide-soignant auprès d'une personne handicapée est développé.

Le rôle et la responsabilité de l'aide-soignant dans l'aide à la prise des médicaments sont traités en lien avec le niveau de responsabilité de l'aide-soignant.

La contribution de l'aide-soignant à la démarche de soins est clarifiée.

Les règles d'hygiène, de sécurité et de confort sont rappelées dans l'apprentissage de chaque soin.

Évaluation

L'évaluation comprend une épreuve de mise en situation professionnelle avec prise en charge d'une personne et réalisation de deux soins.

Elle se déroule sous le contrôle de la direction départementale des affaires sanitaires et sociales, en fin de formation.

Le jury est constitué de trois personnes : un infirmier, enseignant permanent qui relève d'un autre institut que celui de l'élève, un infirmier ou une puéricultrice titulaire ou non du diplôme de cadre de santé, et une sage-femme ou un aide-soignant ou une auxiliaire de puériculture. Les deux derniers jurys doivent justifier d'une expérience professionnelle d'au moins trois ans et exercer au sein de la structure dans laquelle se déroule la mise en situation professionnelle.

L'épreuve est notée sur 30 points (la participation à la démarche de soin sur 10 points et la réalisation des soins sur 20 points).

Il est nécessaire d'obtenir une note égale ou supérieure à 15 sur 30 sans note inférieure à 8 sur 20 à la réalisation des soins et de disposer de l'attestation de formation aux gestes et soins d'urgence de niveau 2 ou d'un équivalent reconnu par le ministère chargé de la Santé.

CRITÈRES DE RÉSULTATS

La réalisation du soin prend en compte les habitudes, la culture, la demande du patient relative à son intimité et à son mode de vie.

Les informations cliniques essentielles pour la réalisation du soin et les priorités sont recherchées et prises en compte.

Les soins réalisés sont conformes aux consignes données et aux protocoles établis dans la structure.

Le matériel nécessaire est prévu avant les soins et il est rangé en fin de soin rangement, sonnette, tubulures non coudées...).

CRITÈRES DE COMPRÉHENSION

Le candidat explique les règles essentielles garantissant l'hygiène, la sécurité, le confort du patient et la qualité du soin.

Le candidat justifie le matériel utilisé et les gestes réalisés en lien avec les pathologies des personnes.

Déroulement et organisation de l'épreuve : les grands principes

Celle-ci peut avoir lieu dans tous les services où les élèves sont en stage depuis au moins 5 jours. La durée est comprise entre 30 minutes et 1 heure 30 maximum.

L'épreuve commence par une présentation orale succincte des personnes soignées par le candidat. Les examinateurs choisissent la personne soignée à partir de cette présentation et indiquent au candidat l'organisation de l'épreuve.

La présentation orale de la participation à la démarche de soin peut s'effectuer à tout moment de l'épreuve.

La fin de l'épreuve doit être signifiée à chaque candidat par les examinateurs.

La notation est retranscrite sur les grilles d'évaluation où apparaissent les noms et les signatures des 3 examinateurs. La note doit être en cohérence avec les appréciations qui relatent des faits précis.

À l'issue de l'épreuve, aucun résultat ne peut être communiqué (sauf spécificité régionale ou pratique de l'IFAS), les examinateurs doivent faire preuve de neutralité.

2 Conseils au candidat

L'épreuve de mise en situation professionnelle de module 3 est centrée sur l'organisation et la réalisation de soins adaptés à la personne soignée en tenant compte du contexte, du lieu et du moment de la prise en charge.

Elle se déroule à un moment T de l'hospitalisation ou du séjour de la personne soignée et demande au candidat une adaptation permanente aux contraintes et ressources de la structure.

Le candidat est appelé à faire « des liens » entre tous les savoirs, savoir-faire et savoir-être qu'il a acquis durant sa formation. Il doit s'appuyer sur l'ensemble des 8 compétences développées tout au long de sa formation, tant à l'institut qu'en stage.

Le candidat doit avoir acquis la méthodologie de la démarche de soins, être en capacité de la réaliser (recueil et analyse des données, identification des problématiques de santé ou risques du jour et élaborer un projet de soin) et de la présenter de manière professionnelle aux membres du jury.

Le candidat doit faire appel à ses connaissances sur les principales pathologies, avoir développé une dextérité gestuelle et un grand sens de l'observation clinique pour pouvoir être efficace dans les soins à réaliser. Le candidat doit pouvoir appréhender les soins d'hygiène et de confort inhérents à son champ de compétence, en assurant la sécurité du patient ou du résident, son confort, en préservant son intimité et sa pudeur, dans le respect des règles et des protocoles d'hygiène de la profession et de la structure dans laquelle il est en stage. Les compétences organisationnelles du candidat sont prises en compte ainsi que ses facultés d'adaptation au contexte et à la personne soignée. Il doit être en mesure de demander l'aide d'un autre professionnel et prévoir cette aide humaine en amont du soin, lorsque la situation de soins l'exige (difficultés pour installer un patient en décubitus latéral, pour assurer un transfert, pour rehausser une personne dans le lit ou le fauteuil...). De même le candidat doit prévoir au moment opportun l'intervention de l'infirmière avec qui il travaille en collaboration et sous sa responsabilité, si besoin et si le soin n'appartient pas à son champ de compétence (réfection d'un pansement lors d'une toilette, régler le débit d'oxygène, donner un médicament antalgique avant un soin, réaliser un lavement évacuateur...).

Conseils pour le jour de l'épreuve de MSP de module 3

Lors de l'épreuve de mise en situation professionnelle de module 3, le candidat aura pris soin de réactualiser la démarche de soin et le projet de soin pour la personne prise en charge, en fonction :
- des éléments de transmissions du jour ;
- de « l'état du jour » de la personne soignée ;
- de l'évolution de son état de santé ;
- de ses souhaits et besoins spécifiques ;
- de la planification et programmation des soins et/ou examens ;
- des ressources matérielles et humaines à disposition ce jour-là ;
- des directives du responsable du service.

Le candidat veillera à respecter les critères essentiels à la réalisation des soins, à savoir les règles professionnelles de base :
- l'organisation du soin ;
- la sécurité (physique et psychique) ;
- l'efficacité du soin ;
- le respect des règles d'hygiène et des protocoles du service ;
- le respect de l'autonomie et des capacités de la personne ;
- le respect de la pudeur et de l'intimité de la personne ;
- le confort de la personne ;
- l'économie du matériel.

Le candidat devra être en mesure de réajuster ses actions tout au long de la prise en charge et d'en faire une évaluation pertinente.

Il devra assurer la traçabilité des activités de soins réalisées ou non et de son observation sur les documents du service (dossier de soin papier ou informatisé) et réalisera des transmissions orales au professionnel concerné (infirmière, médecin, kinésithérapeute, diététicienne...) en temps réel si la situation du moment l'exige.

La mise en situation professionnelle de module 3 comprend deux parties :
- une analyse de la situation d'une personne soignée dans le cadre de la participation à la démarche de soins ;
- la réalisation d'une ou plusieurs activités de la vie quotidienne ou d'un ou plusieurs soins.

Information sur la manière de formaliser la démarche de soins (DDS)

Dans certains IFAS, les formateurs demandent aux candidats de proposer des objectifs de prise en charge en regard des problématiques de santé objectivées et des actions proposées. *Dans ce cas, les objectifs seront À FAIRE VALIDER par l'infirmière (responsable de la démarche de soins).*

Dans d'autres IFAS, il n'est pas demandé aux candidats de formaliser des objectifs de soins : chaque élève AS se référera à la méthodologie enseignée et aux protocoles départementaux ou régionaux en vigueur pour la validation de la MSP de module 3.

MODULE 3

Sujets d'entraînement

SUJET 1 MSP du module 3 (Ille-et-Vilaine)

Mise en situation professionnelle en service de chirurgie/cancérologie (DDS et situation réelles de soins, en avril 2009)

Nous vous présentons ici une MSP de module 3, réalisée par une élève aide-soignante dans un service de chirurgie/cancérologie. Il s'agit d'un service qui accueille des personnes atteintes d'un cancer du sein qui viennent pour une ablation partielle ou totale du sein ou pour une reconstruction mammaire.

La démarche de soins

PRÉSENTATION DE LA PERSONNE SOIGNÉE

Les éléments de son identité et de sa présentation sociale ont été modifiés afin de préserver le secret professionnel et l'anonymat.

- **Identité**

Madame C. est âgée de 43 ans, elle est née à Lens et est de nationalité française particulière.

- **Présentation sociale, familiale et financière**

Elle est mariée, mère au foyer, a 3 enfants de 7 ans, 5 ans et 4 ans. Contrôleuse de gestion Mme C. a démissionné (indépendamment de sa maladie, la décision avait été prise avant) pour se consacrer plus amplement à ses enfants.

Son mari est cadre supérieur dans la grande distribution. Ils résident dans une maison au bord de la mer à X. Commerciale, elle a cessé son activité à la naissance de son premier enfant.

Elle est en hospitalisation complète, dont le coût journalier est de 1 653,79 €.

Elle est prise en charge pour sa tumeur du sein et les soins connexes à 100 % par la CPAM de X (en ALD : affection longue durée). Sa mutuelle prend en charge le forfait journalier de 16 € et le supplément de 38 € pour la chambre particulière.

Elle a le téléphone (0,15 € l'unité) et son portable (admis dans le service).

La télévision est mise gracieusement à disposition dans les chambres et elle reçoit la distribution gracieuse du journal local le matin.

Elle a choisi son mari pour la représenter pendant son séjour et venir la chercher à sa sortie.

- **Date et motif de l'hospitalisation**

Mme C. est arrivée dans le service le 8 avril 2009 à 16 h en mode d'admission prévue. Elle arrivait de son domicile, accompagnée par son mari, pour :

- une RMD gauche + prothèse (reconstruction mammaire différée avec prothèse) ;
- une augmentation du sein droit par prothèse (chirurgie plastique à but esthétique) ;
- une ablation de PAC (chambre implantable) à droite.

Elle a été opérée par le Dr D. le 9 avril à 10 h 45.

Aujourd'hui 11 avril 2009, nous sommes à J2 de l'intervention.

- **Antécédents médicaux (ceux en lien avec la situation actuelle uniquement) et histoire de la maladie**

En juillet 2008. C'est à la suite d'une visite chez son gynécologue pour lui montrer un kyste qu'elle trouvait grossir rapidement que le cancer du sein gauche a été dépisté.

Elle a été opérée au niveau du sein gauche à l'hôpital B. de sa ville le 18/07/08 : mammectomie gauche et curage axillaire (6 ganglions sentinelles).

Les résultats hormonaux se sont révélés positifs. La recherche d'extension s'est révélée négative. Il n'y a pas eu d'envahissement ganglionnaire.

Les dernières analyses de sang donnent une bonne résistance immunitaire.

Les traitements prévus après l'intervention ont été :

1) Une chimiothérapie adjuvante (après pose d'une chambre implantable) en 3 cycles dont le premier a débuté en août 2008 et le dernier a pris fin en novembre 2008.

Mme C. a présenté une tolérance satisfaisante à son traitement.

L'alopécie (perte des cheveux) ne l'a pas trop perturbée.

Le 1er cycle de chimiothérapie a été effectué dans ce service, les 2 autres cycles ont été effectués à l'hôpital B. de sa ville X, à sa demande, pour être plus près de ses enfants.

2) Une hormonothérapie *per os* (par la bouche) qu'elle devra prendre pendant 5 ans.

3) Une reconstruction mammaire différée effectuée le 10 avril 2009.

C'est Mme C. qui a devancé le chirurgien et fait la demande pour l'ablation de PAC, elle a eu l'accord du médecin la veille de l'opération.

Antécédents familiaux : sa tante maternelle a eu un cancer du sein il y a 30 ans au même âge et en est décédée.

Madame C. n'a pas d'autres antécédents médicaux et chirurgicaux et n'a jamais fumé.

- **Présentation physique et psychologique**

Mme C. pèse 59 kg (a perdu 1 kg depuis juillet 2008) et mesure 1 m 70, son IMC est de 20 (indice de masse corporelle).

Elle est brune, ses cheveux ont commencé à repousser et sont encore très ras, elle porte bien les cheveux courts : malgré tout elle les trouve encore trop courts et préfère porter un foulard lorsqu'elle sort à l'extérieur (elle a une perruque mais la trouve inconfortable depuis que ses cheveux ont commencé à repousser).

Elle porte des lunettes pour lire depuis 2 ans (presbytie), elle trouve que sa vue de près a encore baissé et compte faire refaire une nouvelle paire prochainement. Elle n'a pas d'appareil dentaire.

Elle a une belle qualité de peau de brune légèrement mate et bien hydratée, des joues bien remplies, la fatigue postopératoire marque à peine son visage. Elle est très souriante. Elle est droitière.

Consciente de son état, elle parle facilement de sa maladie, de son histoire, elle est en phase de reconstruction « psychique », dit-elle, et a bon moral. Elle est sociable et réactive à la plaisanterie. Elle dit que ça lui a fait du bien de procéder étape par étape, qu'elle se sent prête dans l'acceptation d'une reconstruction et qu'elle n'aurait pas « pensé toute seule à retoucher esthétiquement » le sein droit (devenu tout plat + ptose après ses trois grossesses) si le docteur D. ne l'avait pas encouragée en ce sens.

Mme C. aime parler de ses enfants, dans son discours on ressent bien que ses enfants priment avant tout. C'est une femme de caractère, battante qui aime l'organisation, la planification : vacances, école... Elle a voulu suivre ses 2 derniers cycles de traitement de chimiothérapie à X (dans sa ville) pour pouvoir rester au plus près de ses enfants. Elle a souhaité son opération à ce moment de l'année, pour pouvoir être en forme pour les vacances d'été, déjà prévues et organisées dans le sud de la France avec ses enfants et son mari. Elle s'est occupée de l'organisation de la maison pendant son absence : le petit dernier a été placé chez des amis et les aînés sont avec leur père. Elle a laissé des consignes à sa femme de ménage... Elle continue de gérer à distance par téléphone le quotidien de ses enfants et de son mari.

- **Présentation culturelle**

Mme C. est catholique, non pratiquante. Elle ne souhaite pas avoir la visite de bénévoles. Sa famille compte beaucoup pour elle et elle est très engagée dans la vie associative (association de parents) de l'école de ses enfants, qu'elle a mis de côté pour l'instant.

- **Environnement**

Mme C. est en chambre seule, en face de la salle de soins. Elle dispose d'un lit à hauteur variable à télécommande, sans potence (ne doit pas tirer sur son bras gauche) et du matériel standard d'une chambre d'hospitalisation. Elle a un cabinet de toilette avec douche à l'italienne (sans seuil), équipée de barres d'appui. Elle a la photo de ses enfants et de son mari sur la table de nuit. Elle a son portable (autorisé dans ce service) et la télévision, qu'elle regarde facilement. Elle a des magazines féminins et un roman qu'elle lit dès qu'elle peut. Elle a des effets personnels (sous-vêtements personnels, chemise de nuit, robe de chambre, trousse de toilette avec de nombreux produits de soins du visage et corporels).

- **Vécu en lien avec son hospitalisation et synthèse du séjour**

Le retour de bloc s'est déroulé sans problématique majeure, hormis la douleur et des nausées postopératoires : un protocole standard de traitement antalgique pour ce genre d'intervention postopératoire par pallier 1, 2 ou 3 a été mis en place. Mme C. a passé une nuit correcte.

- **À J1 : hier**

Elle a fait son premier lever dans la matinée et malgré la prise d'antalgique 1 h avant : le lever a été très douloureux. Femme battante, elle est malgré tout allée aux toilettes en fin de matinée. Mme C. n'a pas voulu se lever pour sa toilette et a demandé une bassine pour faire elle-même sa toilette au lit, elle a demandé une assistance pour le dos en position assise et les jambes.

Lors du changement de pansement par l'IDE (en ma présence), Mme C. a vu sa poitrine, son regard joyeux semblait exprimer son contentement (cicatrice belle, pansement propre).

Sa perfusion en voie veineuse périphérique a été ôtée.

Elle a repris une alimentation normale (reprise du transit : a eu des gaz mais pas de selles dans la matinée).

- **État du jour à J2 et observations**

Personne n'est encore venu lui rendre visite. C'est elle qui gère les visites, elle dit que c'était prévu comme ça et qu'elle le voulait comme ça. Depuis qu'elle a vu sa poitrine, sa vision des choses a changé et elle dit que « finalement elle aimerait bien que son mari vienne la voir mais sans les enfants, c'est encore trop tôt ! » Elle a fini dans l'après-midi par accepter la visite prochaine de sa sœur à qui elle voulait, à l'origine, épargner de faire le voyage de Paris.

La prise du traitement hormonal lui provoque actuellement une aménorrhée et Mme C. hésite à se faire poser un stérilet : elle veut voir ça avec le médecin un peu plus tard.

Elle cherche à maintenir une bonne image d'elle-même plutôt côté nature que maquillage. Elle aime prendre soin de son visage avec des crèmes et eaux dynamisantes.

Elle parle avec recul du deuil de sa tante qui « plane comme une ombre », dit-elle, mais elle positive beaucoup en disant : « 30 années nous séparent et la science à fait des progrès depuis, bon nombre de cancers se soignent aujourd'hui ». Mme C. a été informée qu'elle pouvait rencontrer la psychologue du service, mais n'en éprouve pas le besoin. Elle pose beaucoup de questions au Dr D. qui lui apporte suffisamment de réponses à ses questionnements.

Elle dit « mal dormir » depuis son opération car n'a pas l'habitude de dormir sur le dos, mais c'est pourtant la seule position au repos où elle ne se sent pas douloureuse.

Elle dit avoir trop chaud, aime avoir la fenêtre légèrement ouverte, a fait retirer la couverture de son lit.

Mme C. aime lire et regarder la TV. Elle aime la marche à pied et se réjouit des vacances à venir.

Elle a bon appétit. Elle est apyrétique ce matin : T° à 37,2 °C, les constantes (pouls, tension artérielle et fréquence respiratoire) sont dans les limites de la normale.

Elle a 3 drains de redon : rétroprothétiques à droite et à gauche, 1 sous-cutané à gauche.

Elle porte depuis hier (J1) un soutien-gorge de maintien, qu'elle devra mettre pendant 2 mois, nuit et jour, et il lui est ultérieurement conseillé de le porter lors d'activités sportives (52 € x 2 soutiens-gorge non remboursés par sa CPAM et sa mutuelle).

Elle ne doit pas porter de charges lourdes avec le bras gauche suite au curage axillaire et doit éviter les fortes chaleurs. Elle ressent une petite perte de sensibilité sous l'aisselle gauche et doit porter une atèle de maintien épaule/bras.

Elle se plaint de ne pas avoir eu de selles depuis 3 jours et se sent ballonnée.

Depuis 6 h ce matin elle se plaint de ressentir une douleur comme « un tiraillement » au niveau des drains de Redon : soulagée par un antalgique de pallier 2, à 7 h.

- **Traitement et prescription médicale du jour**

Suite à sa 1re opération, hormonothérapie pendant 5 ans : 1 comprimé d'un anti-estrogène le soir : en traitement préventif des récidives.

Prescription de prise en charge par un kinésithérapeute (mobilisation du bras gauche).

Prescription d'un soutien-gorge de maintien à porter pendant 2 mois jour et nuit depuis hier.

Ordonnance d'ablation d'extrémité de fils résorbables à effectuer le 19/04/09.

- **Modalité du protocole antalgique** (se trouve dans le dossier de soins de chaque patient)

Aujourd'hui pour Mme C., en *per os* :

- antalgique (de pallier 2) : 2 gélules, 4 fois par jour ;
- anti-inflammatoire non stéroïdien : 1 gélule, 4 fois par jour au moment des repas ;
- somnifère : 1 comprimé au coucher ;
- antibiotiques : 3 gélules par jour.

Si les douleurs sont très fortes : les IDE peuvent appliquer d'autres modalités et proposer des antalgiques de pallier 2 par voie injectable, puis de pallier 3 (morphiniques) en *per os* ou en injectable (selon protocole du service ajusté à chaque patient en fonction de l'évaluation de la douleur et sur prescription médicale).

- **Le devenir de la personne et modalités de sortie**

Un retour à domicile est prévu dans 3 jours (J5).

Mme C. aura un contrôle en postopératoire 15 jours après sa sortie.

Une surveillance médicale (par son oncologue) de la patiente aura lieu d'abord tous les 6 mois, puis tous les ans. Le protocole précis de suivi sera établi lors de la première visite postopératoire.

Un suivi par une IDE à domicile est prévu pour la réfection du pansement et l'ablation de l'extrémité des fils résorbables à J15. L'assistante sociale lui a proposé le passage d'une aide à domicile pour l'aider dans la gestion du quotidien (courses, ménage, enfants...) mais jusqu'à présent Mme C. ne le souhaite pas : elle prendra sa décision une fois de retour à son domicile.

→ Corrigés

TABLEAU DES BESOINS FONDAMENTAUX PERTURBÉS À CE JOUR ET PROBLÉMATIQUES DE SANTÉ DU JOUR POUR MADAME C.

- **Conseils au candidat**

Le tableau ci-dessous résulte de l'analyse de la situation du jour de Mme C., en regard des 14 besoins selon Virginia Henderson.

Le candidat repérera les besoins qui sont satisfaits et ceux qui ne le sont pas, *aujourd'hui* pour Mme C. (la démarche est celle du jour de la MSP).

Il établira un projet de soins en collaboration avec l'équipe et l'infirmière du secteur, pour les besoins non satisfaits, par *ordre de priorités*, pour lesquels l'aide-soignant proposera des activités de soins et des surveillances en collaboration avec les autres professionnels.

Les besoins perturbés identifiés et priorisés par le candidat seront libellés en « problématiques de santé et/ou risques ». Les difficultés et les ressources de la personne ou à disposition dans le service seront énoncées clairement et précisément. Les actions et les surveillances aides-soignantes et en collaboration avec les autres professionnels seront proposées et évaluées en temps réels ou *a posteriori*.

Le candidat doit connaître les effets secondaires des médicaments prescrits à madame C. et collaborer avec l'infirmière à la surveillance de la prise des médicaments et des effets indésirables.

Il doit participer à l'évaluation de l'état clinique de la patiente en sachant évaluer la douleur et utiliser les outils d'évaluation de la douleur utilisés dans le service et être en capacité de mesurer les paramètres vitaux (température, pulsations, prise de la tension artérielle, mesure de la fréquence respiratoire, diurèse...).

Dans certains IFAS les formateurs demandent aux candidats de proposer des objectifs de prise en charge en regard des problématiques de santé objectivées

et des actions proposées. Dans ce cas les objectifs seront VALIDÉS par l'infirmière (responsable de la démarche de soins).
Dans d'autres IFAS, il n'est pas demandé aux candidats de formaliser des objectifs de soins : chaque élève AS se référera à la méthodologie enseignée et aux protocoles départementaux ou régionaux en vigueur pour la validation de la MSP de module 3.

Besoin perturbé : problématique de santé/risque	Ressources Habitudes de vie Notions d'indépendance	Difficultés en lien avec la perturbation du besoin Notions de dépendance	Objectifs de soins (validés par IDE)	Actions/Activités de soins Surveillances Évaluations du jour
N° 1 **Éviter les dangers** 1.1 Douleur	– Patiente dynamique et battante, et en capacité d'évaluer sa douleur – Traitement antalgique de pallier 2 : 4 x 2 gélules par jour + anti-inflammatoire – Douleur soulagée par le repos – Coussins de maintien du bras gauche au lit et fauteuil – Atèle de contention du bras gauche pour les déplacements	– S'est plaint de douleur à 6 h ce matin (tiraillement au niveau des redons) – Douleur du bras gauche lors de la mobilisation – Attend d'avoir très mal pour signaler sa douleur au personnel car ne veut pas « déranger » et n'a pas l'habitude de « se plaindre » – Nouvelle plainte de douleur : EVA à 4/10 à 8 h 30	– Participer à l'évaluation et la prise en charge de la douleur avec l'IDE – Assurer le confort de Mme C.	– Solliciter Mme C. pour évaluer sa douleur lors de soins et des passages dans la chambre en utilisant l'échelle EVA (protocole du service) – Éducation de Mme C. : lui rappeler que la prise en charge de la douleur fait partie de la prise en charge quotidienne des patients en postopératoire et qu'il ne faut pas attendre de la signaler : il est plus facile de pallier une douleur de faible intensité – Différer les soins d'hygiène si douleurs – Prévenir l'IDE pour administration d'antalgiques supplémentaires – Vérifier la prise du traitement *per os* quotidien – Limiter les mobilisations du bras gauche et l'aider à installer son atèle lors des déplacements – Soulager le bras gauche avec des coussins

SOINS

Besoin perturbé : problématique de santé/ risque	Ressources Habitudes de vie Notions d'indépendance	Difficultés en lien avec la perturbation du besoin Notions de dépendance	Objectifs de soins (validés par IDE)	Actions/Activités de soins Surveillances Évaluations du jour
				– Observer les signes de douleurs non verbaux (mimiques, pâleur, crispation…) – Informer Mme C. que son redon N° 3 sera enlevé après la douche par l'IDE – Évaluation du jour : a eu du mal à sortir de son lit pour la douche, s'est plaint de tiraillement au niveau du redon à 8 h 30, visage pâle – Soin différé à 9 h 30 après antalgique injectable fait par IDE
1.2 Risque infectieux	– Apyrétique ce matin – Constantes dans les limites de la normale – Bonne hygiène corporelle et bon état cutané – Résultats sanguins montrant un bon taux d'immunité – Antibiothérapie en *per os* 3 x/24 h	– À J2 d'une chirurgie reconstructrice du sein gauche et pose d'une prothèse mammaire à droite – Cicatrices avec fils résorbables sous pansement – 3 drains de redon (voie d'entrée aux germes)	– Limiter tout risque infectieux en local – Ne pas provoquer une infection nosocomiale	– Lavage de mains rigoureux avant, pendant et après les soins et utilisation de la solution hydro-alcoolique au moment opportun – Utilisation de gants à usage unique si besoin – Bionettoyage quotidien de la chambre et du matériel selon protocoles – Décontamination et désinfection des matériels pour l'hygiène et les soins

Besoin perturbé : problématique de santé/ risque	Ressources Habitudes de vie Notions d'indépendance	Difficultés en lien avec la perturbation du besoin Notions de dépendance	Objectifs de soins (validés par IDE)	Actions/Activités de soins Surveillances Évaluations du jour
	– 3 redons : couleur rouge et quantité : dans les limites de la normale/ 1 redon qui donne uniquement des traces – Pansement propre et maintenu par un soutien-gorge 24 h/ 24			– Changement de la literie chaque matin (protocole du service) – Faire couler de l'eau au niveau du robinet avant toilette (protocole du service/légionellose) – Surveillance des paramètres cliniques dont T° 3 x par jour (protocole du service) – Hygiène corporelle avant réfection du pansement par IDE (protection du pansement et des redons (dans des petits sacs) si douche) – Observation du pansement (hermétique, propreté, odeur...) et de l'écoulement et aspect du liquide dans les redons – Écouter les plaintes de Mme C. – Transmissions orales et écrites à l'IDE – **Évaluation ce jour :** T° 37,2 °C, pouls 84/min et TA 11/7 ; pansements propres et sans odeur – Redons : N° 1 = 30 cc ; N° 2 = 90 cc et N° 3 sous-cutané = 5 cc (sera enlevé par IDE après la douche)

Besoin perturbé : problématique de santé/ risque	Ressources Habitudes de vie Notions d'indépendance	Difficultés en lien avec la perturbation du besoin Notions de dépendance	Objectifs de soins (validés par IDE)	Actions/Activités de soins Surveillances Évaluations du jour
N° 2 Dormir et se reposer 2.1. Incapacité partielle à se reposer	– Fait des siestes dans la journée – A un somnifère au coucher – Fait des exercices de relaxation – Est en chambre seule – Très peu dérangée par les visites	– Fatigue postopératoire – A du mal à dormir et se reposer suffisamment depuis son intervention – A du mal à supporter la position sur le dos (non naturelle pour elle) – Ressent des douleurs à la mobilisation – Passages fréquents depuis 2 jours des soignants – Se plaint d'avoir trop chaud (hormonothérapie)	– Lui permettre de récupérer et assurer un sommeil plus qualitatif	– Tenter de l'installer confortablement en léger décubitus latéral : 30° pour favoriser le repos – Limiter et regrouper le passage des soignants pour les soins aujourd'hui – Apposer une étiquette sur sa porte avec son accord : ne pas déranger – L'informer que son traitement peut être augmenté – Lui conseiller de « décrocher » son téléphone à certains moments – Lui proposer des soins relaxants : massage des mains, du visage, des pieds, une infusion – Fermer ses volets dans l'après-midi – Évaluer si l'ablation du redon améliore son confort – Être à l'écoute de ses préoccupations et lui permettre d'exprimer son anxiété s'il y a lieu **Évaluation du jour :** – Pense demander un somnifère plus fort pour cette nuit – Demande qu'on la laisse se reposer après la douche et jusqu'au repas

Besoin perturbé : problématique de santé/ risque	Ressources Habitudes de vie Notions d'indépendance	Difficultés en lien avec la perturbation du besoin Notions de dépendance	Objectifs de soins (validés par IDE)	Actions/Activités de soins Surveillances Évaluations du jour
N° 3 **Se mouvoir et maintenir une bonne posture** 3.1. Incapacité partielle à utiliser son membre supérieur gauche	– Se déplace seule dans sa chambre – Atèle de maintien bras gauche et soutien-gorge de maintien – Utilise correctement son bras droit et s'aide de la potence pour les transferts lit/fauteuil – Arrive à manger seule et ouvrir ses opercules – Est droitière – A une bonne musculature – Patiente jeune et volontaire – A développé des stratégies d'adaptation depuis sa première intervention – Séances de kinésithérapie	– Intervention récente et fatigue postopératoire (J2) – A des Redons qui l'encombrent lors des déplacements – A souvent des douleurs au bras gauche – A tendance à ne pas demander d'aide – Ne peut pas porter de charges – N'a pas le droit de lever le bras gauche – Petite insensibilité sous l'aisselle gauche – Ne peut couper sa viande	– Permettre à Mme C. de récupérer de la mobilité en assurant sa sécurité	– Aider Mme C. dans les gestes de la vie quotidienne – Dégager son environnement pour les déplacements – L'encourager à redresser le dossier de son lit et utiliser la potence avec son bras droit – L'aider à mettre son atèle et son soutien-gorge de maintien – Préparer tout le matériel (d'hygiène, de détente, ses couverts...) dont elle a besoin sur le côté droit – L'aider à dévisser, ouvrir les flacons et autres contenants qu'elle ne pourrait ouvrir seule – L'aider à couper sa viande si besoin – Évaluer ses douleurs et la reprise de la sensibilité sous l'aisselle gauche – Porter à sa place les objets plus lourds (valise...) – Demander au kinésithérapeute l'évolution de la mobilité et les consignes à appliquer **Évaluation du jour :** – Est allée seule plusieurs fois aux toilettes, a eu quelques difficultés à se redresser dans son lit ce matin, utilise parfaitement son bras droit

SOINS

Besoin perturbé : problématique de santé/ risque	Ressources Habitudes de vie Notions d'indépendance	Difficultés en lien avec la perturbation du besoin Notions de dépendance	Objectifs de soins (validés par IDE)	Actions/Activités de soins Surveillances Évaluations du jour
N° 4 **Être propre, soigné et protéger ses téguments** **Se vêtir et se dévêtir** 4.1. Incapacité partielle à assurer ses soins d'hygiène et à se vêtir	– Patiente volontaire – Souhaite prendre une douche ce matin et un shampoing – A choisi ses vêtements dans son placard et les a préparés seule – Aime prendre soin d'elle et utiliser des produits de corps – A son nécessaire de toilette personnel – Peau saine	– A besoin d'assistance pour la douche – Ne peut pas laver seule ses jambes, ses pieds, son dos et faire son shampoing – Ne peut pas mobiliser son bras gauche – Douleur à 8 h 30 : EVA 4/10 – A un pansement et 3 Redons – A du mal à enfiler seule ses vêtements et à les boutonner	– Assurer une hygiène corporelle et un bien-être ce jour – Préserver ses souhaits et son autonomie	– Voir avec l'IDE le temps d'attente après l'injection d'antalgique IV de 8 h 30 pour réaliser la douche – Protéger le pansement avec un film plastifié ainsi que les redons dans une poche (protocole du service) – Agencer l'environnement et préparer en amont le matériel d'hygiène, la chaise de douche et les vêtements (limiter temps et efforts) – Faire participer Mme C. dans la limite de ses possibilités et de ses souhaits en limitant les gestes douloureux et en « freinant » ses gestes car très dynamique – Lui laisser faire sa toilette intime en préservant sa pudeur (présence du jury) – Assurer sa sécurité et protection : séchage du sol avant transfert – Terminer les soins du visage, des mains... et l'application de crème hydratante au lavabo ou au fauteuil (selon douleur et fatigue) – Séchage rigoureux – Aider pour enfiler le bas du pyjama, le soutien-gorge de maintien et le boutonnage

Besoin perturbé : problématique de santé/risque	Ressources Habitudes de vie Notions d'indépendance	Difficultés en lien avec la perturbation du besoin Notions de dépendance	Objectifs de soins (validés par IDE)	Actions/Activités de soins Surveillances Évaluations du jour
				– Informer l'IDE de la fin du soin pour changement du pansement et ablation du Redon **Évaluation du jour :** douche réalisée rapidement, entièrement par élève AS, Mme C. étant fatiguée et ne souhaitant pas participer pour ne pas mouiller son pansement. Se sentait bien après le soin
N° 5 Éliminer 5.1. Altération de l'élimination fécale 5.2. Risque de constipation	– Patiente continente – Est en capacité d'évaluer sa gêne – Présence de gaz – Bonne hydratation	– Pas de selles depuis 3 jours – Se plaint de ballonnements – Se mobilise peu – Prends des morphiniques	– Permettre à Mme C. de retrouver un transit plus régulier	– Encourager à boire 1,5 L par jour et prendre un jus d'orange le matin – Rajouter des pruneaux au dessert sur son plateau et voir avec la cuisine centrale pour enrichir le menu avec des fibres et supprimer les aliments « constipants » : riz, banane… – Lui dire de se mobiliser davantage selon ses possibilités et de se masser l'abdomen – L'accompagner aux toilettes si besoin plutôt que de proposer le bassin – Noter si selles et avertir l'IDE si transit retardé encore ce jour : application du protocole du service par IDE (laxatif en *per os* puis lavement évacuateur si besoin)

SOINS

Besoin perturbé : probléma-tique de santé/ risque	Ressources Habitudes de vie Notions d'indépen-dance	Difficultés en lien avec la perturba-tion du besoin Notions de dépen-dance	Objectifs de soins (validés par IDE)	Actions/Activités de soins Surveillances Évaluations du jour
				Évaluation du jour : a eu de légères selles après la douche
N° 6 Communi-quer avec ses sembla-bles 6.1. Pertur-bation de l'image de soi	– Personne dyna-mique, battante et qui prend du recul face à sa situation – Satisfaite du résultat de l'intervention (prothèse et reconstruction mammaire) de son nouveau physique – Accepte de recevoir la visite de son mari et de sa sœur – Capable de poser des ques-tions et d'expri-mer ses ressentis – Ne ressent pas le besoin de rencontrer la psy-chologue – Entourée par sa famille – Porte un fou-lard sur la tête	– Perte de sa féminité naturelle depuis son cancer : l'ablation du sein gau-che et alopé-cie encore remarquable – Appréhende le regard de son mari sur son nou-veau physique – A peur de garder des cicatrices dis-gracieuses et appréhende le port du soutien-gorge jour et nuit de retour à domicile – Hormono-thérapie qui lui procure des bouffées de chaleur et une aménor-rhée – Perruque qui lui procure des déman-geaisons	– L'aider à accepter sa transfor-mation physique	– L'encourager à accep-ter la visite de ses pro-ches – Lui proposer de se regarder dans un miroir – Favoriser un climat de confiance et respectueux pour l'aider à verbaliser ses ressentis – Prendre le temps de l'écouter et transmettre à l'IDE ses inquiétudes et états d'âme et tous chan-gements de comporte-ments – Lui rappeler qu'elle peut rencontrer la psy-chologue – Lui proposer des soins d'esthétique et de bien-être corporel – L'encourager à rencon-trer d'autres femmes, lui donner les adresses d'associations de patien-tes ayant subi une mam-mectomie et de la chirurgie reconstructrice (service proposé par l'unité) – 1 personne ressource au rez-de-chaussée

SUJET 2 MSP du module 3
(Ille-et-Vilaine)

Mise en situation professionnelle (réelle) en service de néphrologie

Nous vous présentons ici une MSP de module 3 réalisée par une élève aide-soignante dans un service de néphrologie d'un CHU (en mai 2009).

Ce service accueille des patients atteints de différentes pathologies rénales, de la découverte à la transplantation. Il accueille des adultes et parfois des adolescents. Il compte 20 lits d'hospitalisation traditionnelle.

Dans l'unité, sont présents ce matin : 2 infirmières, 2 aides-soignants, le médecin, le kinésithérapeute et la diététicienne.

La démarche de soins

PRÉSENTATION DE LA PERSONNE SOIGNÉE

- **Identité (nom, prénom et date de naissance modifiés. Respect du secret professionnel et anonymat)**

Monsieur M. Gérard, 51 ans, né le 22/3/1958, domicilié à X, dessinateur industriel, marié, 3 enfants, est entré le 23 février 2009 pour ténosynovite des extenseurs de la main droite (inflammation de la gaine d'un tendon). Monsieur M. est affilié à la CPAM et est couvert à 100 % pour tous les soins induits par son insuffisance rénale. Monsieur M. adhère également à une mutuelle.

Les frais de séjour sont pris en charge à 100 %. Le forfait hospitalier de 16 euros est pris en charge par sa mutuelle.

- **Présentation physique**

Monsieur M. mesure 1 m 69 et pèse 56 kg 500 (perte de poids importante de 15 kg en quelques mois) ; il porte des lunettes et présente une calvitie ; ses deux mois d'hospitalisation ont eu une influence sur sa fonte musculaire. Il est amputé au tiers du bras droit. Il est toujours porteur d'un pansement ; un autre pansement sur le torse protège un cathéter entéral.

- **Présentation psychologique**

Monsieur M. a plaisir à communiquer ; il peut parfois pleurer en raison de la longueur de son hospitalisation et de l'histoire de sa maladie ; en dehors de ces moments de tristesse, c'est un homme souriant qui se dit de nature combative et qui, jusqu'à aujourd'hui, accepte sa situation. Sa famille et son entourage sont un soutien important.

• Environnement

Monsieur M. occupe la chambre 6 (chambre seule) depuis 2 semaines seulement ; sa chambre dispose d'une salle de bain avec lavabo et toilettes et est équipée d'un lit médicalisé à commande électrique avec un matelas anti-escarres de type « cliniplot » et d'un fauteuil roulant.

• Antécédents médicaux et chirurgicaux

- Néphropathie : insuffisance rénale depuis 2001 sous dialyse 6 jours sur 7.
- Ostéoporose induite par les corticoïdes.
- Hypertension artérielle – hypercholestérolémie.
- Insuffisance coronarienne.
- Hyperparathyroïdie.
- 3 greffes rénales (1971 – 1989 – 1997).
- Pose d'un Pacemaker en 2008.
- Greffe de peau sur l'oreille gauche et l'aile du nez.
- Monsieur M. est allergique au sparadrap.

• Histoire de la maladie

Monsieur M. s'est blessé le 21 février dernier en mettant du bois dans la cheminée ; le jour même, il a ressenti une douleur dans le bras droit puis une diffusion de cette douleur dans la main ; le 22 février sont apparus des signes inflammatoires locaux ainsi qu'une fièvre à 38,5 °C et des frissons ; le 23 février lors de la dialyse, le médecin suspecte une ténosynovite et demande l'avis d'un orthopédiste ; suite à cette consultation, monsieur M. est transféré en orthopédie où le nettoyage de la plaie est effectué (intervention le 26 février). Monsieur M. est ensuite retourné en néphrologie.

• Résumé du séjour

Le 10 mars, l'indication d'un pansement aspiratif est posée en raison d'une mauvaise cicatrisation. Progressivement, on explique à monsieur M. la possibilité d'une amputation du tiers distal de l'avant-bras droit en raison du mauvais état des tendons. Monsieur M. accepte cette amputation en raison des douleurs endurées depuis 2 mois.

L'intervention a lieu en orthopédie le 29 avril et monsieur M. est de retour dans le service le 30 avril.

• Devenir

Une demande de convalescence est effectuée à la clinique Y. pour appareillage et rééducation avant un retour à domicile, désiré par le patient mais trop précoce.

• Traitement en cours le jour de la MSP

Per os :

- traitement de substitution de la thyroxine naturelle (le matin) ;
- antihypertenseur : bêtabloquants (matin et soir) ;
- anti-inflammatoire stéroïdien (matin) ;
- antiépileptique (le soir) ;

- antalgique, antipyrétique (matin, midi et soir) ;
- hypokaliémant (le matin).

Injections : anticoagulant injectable est effectué par l'infirmière.
Le médecin a prescrit des antalgiques de niveaux 2 et 3 que les infirmières peuvent administrer selon le protocole en vigueur dans le service et adapté à chaque patient.
Monsieur M. est dialysé 6 jours sur 7. Il a un régime hyperprotidique. Il est en restriction hydrique (750 mL/24 h).
Les constantes sont prises 3 fois/jour. Il est pesé tous les jours et le pansement est refait chaque matin par l'IDE.
Monsieur M. est pris en charge par le kinésithérapeute.

• État du jour

Monsieur M. a bien dormi ; il a pris un bon petit déjeuner ; il est apyrétique (36,8 °C) ; il pèse 57 kg ; sa tension artérielle est à 17/10 ; il va en dialyse à 13 h 30 ; il est prévu en fin de matinée de lui faire un pédiluve, soin de confort avec massage.

• Besoins satisfaits

- *Respirer* : monsieur M. ne fume pas, ne présente ni dyspnée ni toux.
- *Dormir et se reposer* : Monsieur M. dit dormir correctement et suffisamment.
- *Maintenir la T° du corps dans les limites de la normale* : Monsieur M. est apyrétique ce matin.
- *Communiquer avec ses semblables* : Monsieur M. est très à l'aise pour communiquer avec l'équipe ; il est souriant ; sa famille lui rend visite régulièrement ; son épouse lui téléphone tous les matins.
- *Agir selon ses valeurs et ses croyances* : Monsieur M. est catholique non pratiquant ; il ne souhaite pas la visite de l'aumônerie ou de bénévoles ; ses valeurs essentielles tournent autour de sa famille.
- *Apprendre* : Monsieur M. connaît et explique l'histoire de sa maladie, parle de ses antécédents, il envisage déjà la rééducation avec une prothèse ; il connaît et applique les régimes et restrictions alimentaires et hydriques en lien avec son insuffisance rénale.

• Besoins non satisfaits

1. Éviter les dangers
2. Éliminer
3. Être propre, soigné et protéger ses téguments/se vêtir, se dévêtir
4. Se mouvoir et maintenir une bonne posture
5. Boire et manger
6. S'occuper en vue de se réaliser/se recréer/apprendre

→ Corrigés

Selon l'IFAS, dans le module 3, on peut évoquer les problématiques de santé en lien avec le besoin perturbé identifié.

Besoin perturbé : problé matique de santé/risque	Ressources Habitudes de vie Notions d'indépendance	Difficultés en lien avec la perturbation du besoin Notions de dépendance	Objectifs de soins (validés par IDE)	Actions/Activités de soins Surveillances Évaluations du jour
Éviter les dangers **1. Risque infectieux**	– M. M. prend des précautions d'hygiène pour son pansement, lors de sa toilette – Pansement refait tous les jours – Apyrétique ce jour 36,8 °C	– Plaie non cicatrisée sous le pansement au niveau du moignon – Présence d'un cathéter artérioveineux pour la dialyse – Patient immunodéprimé	– Éviter l'apparition d'infection locale ou nosocomiale chez M. M.	– Surveillance des signes inflammatoires locaux : rougeur, chaleur, œdème, tuméfaction, induration : • signes généraux d'inflammation : asthénie, hyperthermie, (prise de la T° deux fois par jour) ; courbatures, céphalées • surveiller si pansement hermétique et non tâché, veiller à ne pas le mouiller lors de la toilette
2. Risque de douleur	– Traitement antalgique – M. M. ne ressent pas de douleur intense depuis l'intervention	– Cicatrisation difficile chez cette personne en insuffisance rénale – Très douloureux avant l'amputation	– Prévenir l'apparition d'une douleur et assurer le confort de M. M.	– Être à l'écoute du patient (mimiques, position antalgique), évaluer la douleur, lors des soins avec l'échelle EVA et transmettre à l'IDE – Assurer le confort du patient au lit et au fauteuil en maintenant son bras par des coussins

Besoin perturbé : problématique de santé/risque	Ressources Habitudes de vie Notions d'indépendance	Difficultés en lien avec la perturbation du besoin Notions de dépendance	Objectifs de soins (validés par IDE)	Actions/Activités de soins Surveillances Évaluations du jour
3. Risque hémorragique	– Reconnaît les signes d'une hémorragie Patient coopérant/ à sa pathologie Pas d'hématome	– Patient sous anticoagulants injectables (IDE)	– Déceler tous signes hémorragiques	– Observer lors des soins l'apparition de manifestations hémorragiques (épistaxis, gingivorragie...) – Observer l'état cutané pour déceler l'apparition d'hématome – Observer l'apparition de signes tels que pâleurs et sueurs – Encourager l'utilisation d'un rasoir électrique et d'une brosse à dent souple – Ne pas couper les ongles (voir avec IDE ou pédicure) – Manipulation douce : éviter les chocs et hématomes
4. Risque de non-acceptation des limites imposées par le nouveau schéma corporel	– Communique sa souffrance et ses inquiétudes et attend une écoute, des réponses – Bon moral jusqu'à maintenant	– M. M. est droitier, dessinateur de profession, encore en activité	– Permettre à M. M. de verbaliser sa situation en lien avec le handicap	– Être attentif aux changements de comportement – Accorder des temps d'écoute – Transmettre à l'IDE afin de diriger vers des professionnels compétents (psychologue si besoin) – Solliciter afin qu'il utilise son membre supérieur gauche et l'aider à prendre conscience de ses possibilités – L'aider à verbaliser ses interrogations en lien avec son handicap physique

SOINS

Besoin perturbé : problématique de santé/risque	Ressources Habitudes de vie Notions d'indépendance	Difficultés en lien avec la perturbation du besoin Notions de dépendance	Objectifs de soins (validés par IDE)	Actions/Activités de soins Surveillances Évaluations du jour
Éliminer **Incapacité à éliminer sur le plan urinaire**	– Séance de dialyse tous les jours sauf le dimanche – En restriction hydrique à 750 mL/24 h – Transit satisfaisant	– Insuffisance rénale chronique terminale – Patient en anurie – Tendance aux œdèmes	– Permettre le retour à un équilibre électrolytique	– M. M. doit être prêt à l'heure pour ses rendez-vous en dialyse – Le prévenir de l'arrivée des brancardiers – Au retour de la dialyse, l'aider à se réinstaller – Observer et transmettre à IDE si changement de comportement – Surveiller apparitions de nausées – Lui demander comment s'est passée la séance – Contrôler la prise de liquides dans la journée et rappeler à M. M sa restriction hydrique à 750 mL/j (fiche de surveillance hydrique) Surveiller l'apparition d'œdèmes et transmettre à l'infirmière tous changements
Être propre, soigné, et protéger ses téguments	– Est capable au lavabo de : • se raser seul • se brosser les dents • se coiffer • faire sa toilette uro-génitale	– Amputation du membre supétieur droit – Patient droitier – Difficulté à se servir de sa main gauche	– Préservation de l'estime de soi	– Organiser son environnement – Préparer et mettre à disposition son matériel de toilette dans la salle de bains – Aider pour l'installation au lavabo en début de matinée

Besoin perturbé : problé matique de santé/risque	Ressources Habitudes de vie Notions d'indépendance	Difficultés en lien avec la perturbation du besoin Notions de dépendance	Objectifs de soins (validés par IDE)	Actions/Activités de soins Surveillances Évaluations du jour
Se vêtir et se dévêtir **Difficulté à assurer seul ses soins d'hygiène et l'habillage**	– Patient volontaire et coopérant souhaite un pédiluve en fin de matinée – A du linge personnel en quantité suffisante, est géré par son épouse ; porte des pyjamas	– Ne peut assurer seul la toilette du dos, des jambes et des pieds ainsi que le shampooing	– Assurer une hygiène corporelle et un bien-être quotidien – Lui permettre de rester digne et acteur de ses soins	– Faire la toilette des jambes et des pieds au lit avant le lever : ce jour souhaite un pédiluve qui sera fait au fauteuil en fin de matinée – L'encourager à utiliser son bras gauche le plus possible – Lui faire choisir ses pyjamas et aider à les enfiler et les boutonner – Trier et préparer un sac pour les vêtements sales (pour son épouse)
Se mouvoir et maintenir une bonne posture **Altération de la mobilité des membres supérieurs et risque de chute**	– Patient volontaire – Se sert de plus en plus de sa main gauche – A des séances de kinésithérapie (rééducation gestuelle et renforcement musculaire) – Marche sur de courtes distances – Utilise un fauteuil roulant lors des longs déplacements	– Amputation du 1/3 du membre supérieur droit le 29/04 – Perte musculaire importante – Alitement prolongé – Ne sait pas trop comment positionner son membre sup. droit – A des troubles de l'équilibre – Patient hypertendu, fatigué	– Assurer la sécurité de M. M. lors des transferts et déplacements – Éviter que M. M. chute – Encourager à la reprise de plus d'autonomie	– Être présent et soutenir lors des transferts et des déplacements – Aider en fonction de la demande de M. M mais pas de manière systématique pour favoriser son retour à l'autonomie – Placer des coussins sous son bras droit pour assurer son confort – Lui demander d'utiliser la potence du lit pour transfert et redressement – Dégager l'environnement lors des déplacements – Lui demander de rester un instant au bord du lit avant de se lever (patient hypertendu)

Besoin perturbé : problé matique de santé/risque	Ressources Habitudes de vie Notions d'indépen-dance	Difficultés en lien avec la perturbation du besoin Notions de dépendance	Objectifs de soins (validés par IDE)	Actions/Activi-tés de soins Surveillances Évaluations du jour
				– Vérifier le port de chaussures adaptées – Observer tout signe de faiblesse – Voir avec le kiné les progrès réalisés par rapport à l'utilisation de son bras gauche et par rapport aux déplacements
Boire et manger **1. Dénutrition** **2. Incapacité partielle à s'alimenter seul**	– Suivi du régime hyperprotidique et sans sel assuré par la diététi-cienne – Reçoit une poche de 500 mL d'oligo-éléments pendant la dialyse – Est pesé chaque jour	– Insuffisance rénale chroni-que depuis 2001 – Restriction hydrique à 750 mL/24 h – Ne peut seul, ni couper, ni beurrer, ni ôter les opercules – Perte de poids de 15 kg	– Assurer une nutri-tion suffi-sante en quantité et en qualité – Favoriser la reprise d'autonomie pour la prise des repas	– Vérifier la confor-mité du contenu du plateau avant de servir – Noter ce que M. M. mange sur la feuille de suivi alimentaire – Placer un tapis antidérapant sous l'assiette – Retirer les opercules – Couper les aliments – Beurrer pain et biscottes – Noter sur le tableau chaque apport de bouteille d'eau et comptabiliser les liquides apportés sur 24 h (maximum 750 mL/jour) – Peser M. M. chaque matin à jeun dans la même tenue sur la même balance et transmettre aux collègues du service de dialyse – Vérifier la prise du traitement

Besoin perturbé : problé matique de santé/risque	Ressources Habitudes de vie Notions d'indépendance	Difficultés en lien avec la perturbation du besoin Notions de dépendance	Objectifs de soins (validés par IDE)	Actions/Activités de soins Surveillances Évaluations du jour
S'occuper en vue de se réaliser, se recréer et apprendre **Modification de son rôle social**	– Droitier, dessinateur, pratique la photographie, aime cuisiner, faisait du bateau – Regarde la TV, fait du sudoku, a demandé un cahier à sa fille pour apprendre à écrire de la main gauche – Est volontaire, envisage a rééducation et la prothèse	– Temps d'hospitalisation long – Doit exécuter les gestes courants de la main gauche alors qu'il est droitier – Se demande comment reprendre ses loisirs, une fois rentré chez lui	– Que M. M. retrouve une autonomie afin de reprendre ses loisirs et une activité professionnelle	– Mettre à sa disposition ce dont il a besoin : téléphone, télécommande, cahier, sudoku... – Solliciter M. M à faire toutes les activités de la main gauche – L'encourager, le valoriser et le féliciter pour ses progrès en autonomie – Transmettre au kiné tout changement – Prendre du temps pour parler avec lui de ses centres d'intérêts et de ses projets à venir – Transmettre à l'infirmière tout changement de comportement ou de repli su soi – Lui proposer (avec son accord et l'équipe) de rencontrer des personnes ayant le même handicap (associations, autres patients...)

LE SOIN

La réalisation du soin : pédiluve au fauteuil et soin de confort au niveau des pieds à 10 h 30, à la demande du patient.

- **Préalable du soin**

Se renseigner pour savoir si aucun examen ou soin infirmier ou séance de kinésithérapie n'est programmé sur cette tranche horaire (les séances de dialyse ont lieu l'après midi).

Vérifier que la personne a terminé sa toilette au lavabo et désire toujours un pédiluve en présence des membres du jury (négociation préalable).

- **Organisation**

Préparer en amont le matériel nécessaire à la réalisation du soin : un chariot avec tout le nécessaire pour un soin de pédiluve au fauteuil, ainsi que le nécessaire pour le lavage et la désinfection des mains, le nécessaire pour la désinfection de l'environnement et le matériel après le soin, les vêtements de rechange si nécessaire (chaussettes et bas de pyjama).

Le candidat se référera aux enseignements dispensés dans son institut de formation, aux tuteurs de stage et aux protocoles du service pour la réalisation du pédiluve.

Le bionettoyage sera réalisé avant le soin (environnement immédiat du patient et matériel).

- **Réalisation du soin et critères de qualité**

Installation et confort : le patient sera installé confortablement dans son fauteuil, dans la chambre avec un coussin dans le dos au besoin et sous son bras amputé à droite.

L'environnement sera dégagé : le lit déplacé au besoin pour permettre au candidat de réaliser le soin correctement (bon positionnement dans l'espace).

La réalisation du soin se fera avec des gestes doux et précis.

La température de l'eau sera testée par le patient.

Des chaussettes propres seront proposées au patient.

Le patient sera réinstallé en fin de soin selon son désir avec matériel nécessaire à portée de mains et sonnette d'appel.

Intimité et pudeur : le patient étant porteur d'un pyjama, il n'est pas obligatoire de protéger ses jambes avec une alèse ou un drap.

En présence du jury, le candidat évitera des sujets de conversation trop intimes.

Le soin pourra être interrompu un moment en cas d'appel téléphonique privé.

- **Sécurité**

– La présence de la chambre sera enclenchée.

– L'eau de la bassine sera tiède (patient sous anticoagulants).

– Le sol sera protégé (éviter les projections d'eau et isoler la bassine du sol).

– Les règles d'hygiène et protocoles du service seront appliqués (lavage des mains avant et après le soin + utilisation de la solution hydroalcoolique à bon escient, protocole du pédiluve appliqué).

– Les conditions d'emploi et de préparation des produits utilisés seront connues du candidat.

– Les observations de l'état clinique du patient seront pertinentes et adaptées (manifestations de douleurs, œdèmes, altération de l'état cutané, modification du comportement, saignements...).

– Les ongles ne seront pas coupés par le candidat, il ne sera pas fait de massage des jambes de bas en haut (patient sous anticoagulants/hors champ de compétences/risques thromboemboliques).

– Le patient sera rassuré et considéré, il trouvera des réponses à ses questions (sécurité psychique).

– La traçabilité du soin sera assurée (sur le diagramme de soins et dossier si besoin + oralement si observations urgentes à transmettre (fonction d'alerte).

• **Hygiène**

Le lavage des mains et l'application de la solution hydroalcoolique seront réalisés aux moments opportuns du soin.

Le soin sera efficace : temps de trempage respecté, lavage des jambes et des pieds avec précision et dextérité avec savonnage, rinçage et séchage minutieux.

Le matériel sera décontaminé, nettoyé, désinfecté et rangé après le soin.

• **Économie**

Seul le matériel nécessaire sera préparé en amont du soin et utilisé.

• **Dimension relationnelle**

Le patient sera sollicité pour participer au soin dans la limite de ses possibilités (tester l'eau, lever les jambes, soin hydratant à choisir...).

Le jury sera présenté au patient.

Le candidat établira une relation de confiance et respectueuse avec le patient et l'encouragera à l'expression verbale sur les centres d'intérêt du patient et ses questionnements.

Une écoute active sera prodiguée.

Le candidat respectera le silence désiré par le patient si besoin ou les conditions de détente en lien avec le soin.

Une musique d'ambiance pourra être proposée.

MODULE 4

Ergonomie

MODULE 4

Conseils méthodologiques

1 Présentation de l'épreuve

Compétences

Utiliser les techniques préventives de manutention et les règles de sécurité pour l'installation et la mobilisation des personnes.

Objectifs de formation

Dans le cadre du rôle propre de l'infirmier, en collaboration avec lui et sous sa responsabilité, être capable de :

– identifier et appliquer les principes d'ergonomie et de manutention lors des mobilisations, des aides à la marche et des déplacements ;
– identifier et appliquer les règles de sécurité et de prévention des risques, notamment celles liées aux pathologies et à l'utilisation du matériel médical ;
– installer la personne en tenant compte de ses besoins, de sa pathologie, de son handicap, de sa douleur et des différents appareillages médicaux.

Niveau d'acquisition et limites d'exigence

Les conséquences du port des charges lourdes seront traitées en lien avec des lieux et des conditions d'exercice variées (matériel présent, locaux...).

Le rôle de l'aide-soignant dans l'aide au déplacement et à la mobilisation sera précisé en liaison avec les autres professionnels.

Les règles de sécurité et les principes déontologiques seront analysés au regard des situations spécifiques.

Évaluation

L'évaluation comprend une épreuve pratique organisée à l'institut ou en structure de soins, elle est notée sur 20 points, il est nécessaire d'obtenir une note égale ou supérieure à 10 sur 20 pour valider le module.

CRITÈRES DE RÉSULTATS

– Les activités d'installation et de mobilisation de la personne, des aides à la marche, des déplacements et des transports par brancard sont réalisées de façon confortable et en sécurité, en tenant compte de son état, sa pathologie éventuelle, son degré d'autonomie et ses besoins, ainsi que les différents appareillages médicaux.
– Le matériel est choisi de façon correcte, selon les moyens mis à disposition sur le lieu d'exercice.
– Les gestes et postures sont adaptés à l'état de santé du patient.

CRITÈRES DE COMPRÉHENSION

Le choix des gestes, des activités, des matériels et des techniques utilisés en fonction de l'état de la personne est justifié.

Déroulement et organisation de l'épreuve en Institut de formation d'aide-soignant

Le candidat tire au sort une des mini-situations que le jury a préparées préalablement :
– temps de préparation : 10 minutes ;
– temps de réalisation : 10 à 15 minutes.

Notation de l'épreuve déterminée par la commission régionale :
– capacités d'adaptation : 6 points ;
– capacités d'organisation : 4 points ;
– capacité à assurer la sécurité : 6 points ;
– capacités à assurer le confort : 4 points.

Le jury retranscrit sa notation sur les grilles d 'évaluation. S'il existe une note inférieure à 10/20, le jury ne rédige pas de rapport circonstancié mais détaille ses observations de façon très précise et argumente la note (elle doit être en cohérence avec les appréciations qui relatent des faits précis).

À l'issue de l'épreuve, aucun résultat ne peut être communiqué, l'examinateur doit faire preuve de neutralité.

En aucun cas, le dossier d'évaluation continue du candidat ne peut être consulté au cours ou à la fin de l'épreuve par le jury.

2 Conseils de préparation

Il est recommandé au candidat de maîtriser les différentes procédures types suivantes.

Procédures types

ROULEMENT LATÉRAL

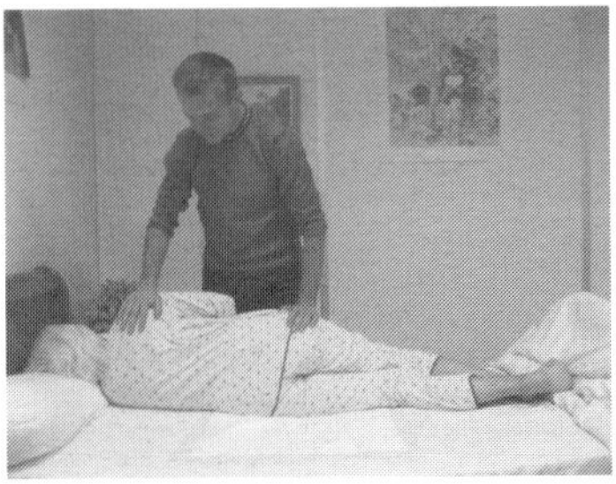

REDRESSEMENT DOS ASSIS CONTRÔLÉ

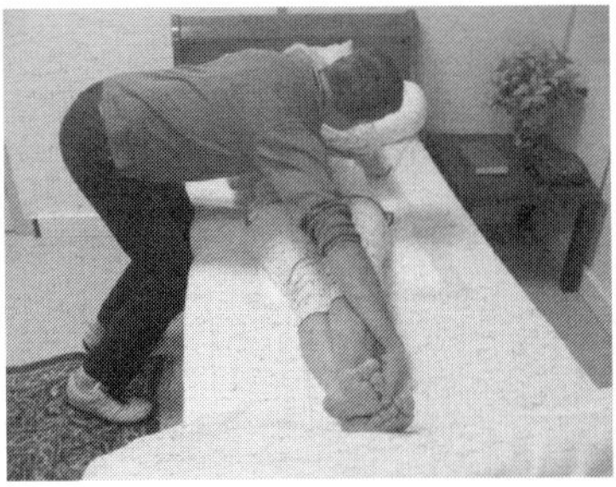

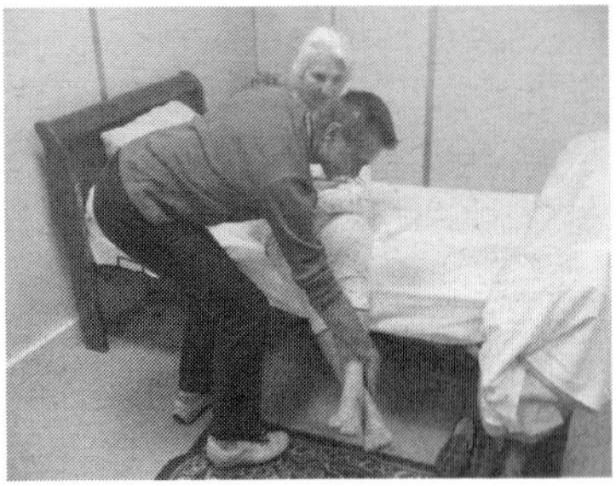

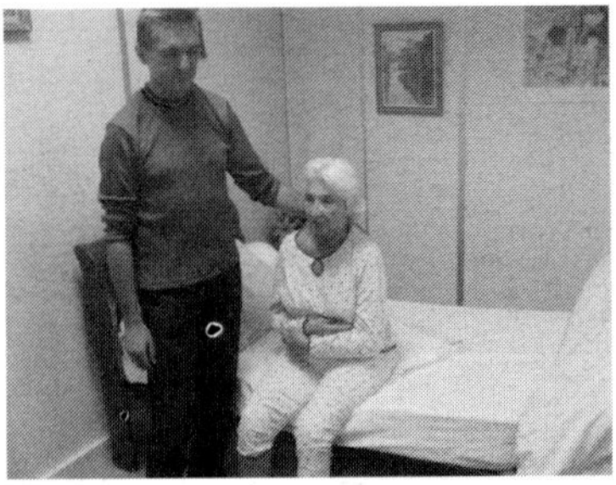

REHAUSSEMENT COUCHÉ CONTRÔLÉ

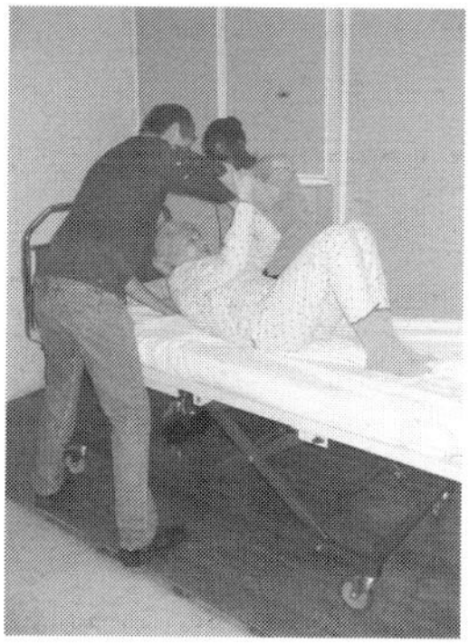

REHAUSSEMENT COUCHÉ AIDÉ AVEC POIGNÉE DE TRACTION

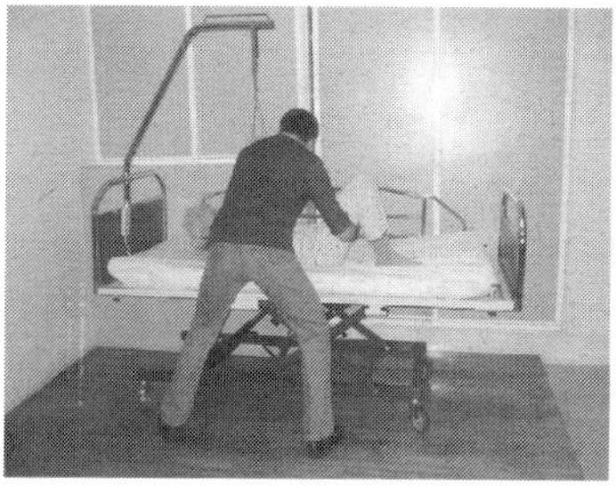

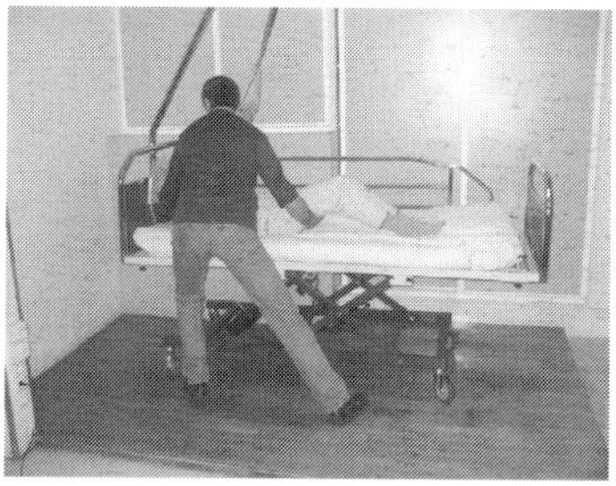

REDRESSEMENT ASSIS-DEBOUT

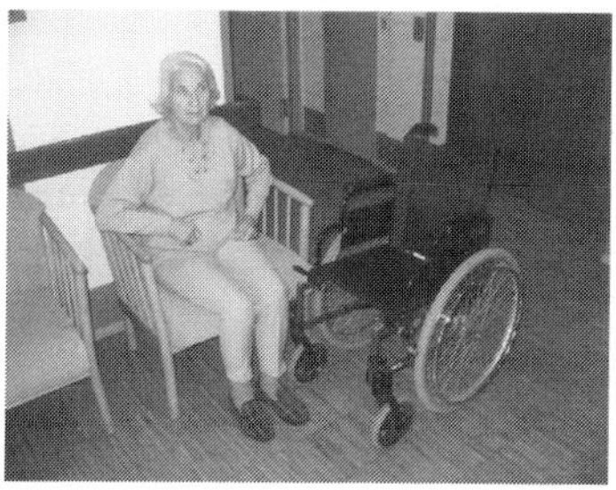

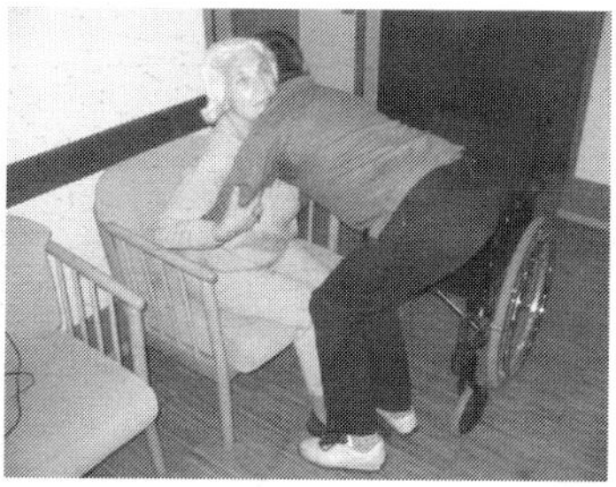

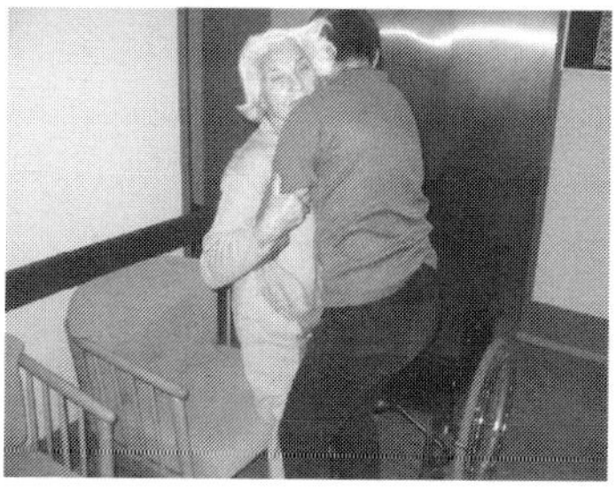

TRANSFERT ASSIS PAR VOLTE

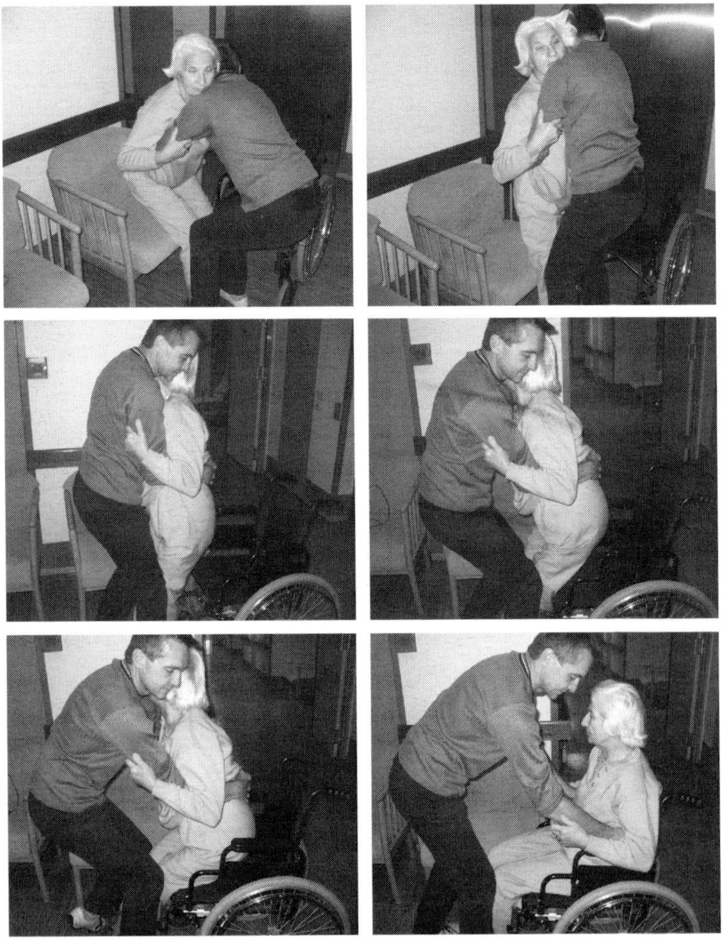

MODULE 4

Sujets d'entraînement

SUJET 1 Région Bretagne

Département d'Ille-et-Vilaine

Vous exercez en qualité d'aide-soignant dans un service de chirurgie cardiaque.

Ce jour vous prenez en charge monsieur G. opéré la veille d'un pontage coronarien, il n'est pas douloureux mais fatigué par l'intervention.

Monsieur G. mesure 1 m 70 pour 87 kg, il se trouve trop bas dans son lit, il vous demande de l'aide pour se réinstaller.

Il est volontaire, mais du fait de son pontage, il ne peut prendre appui que sur sa jambe droite.

Avant de réaliser le soin, expliquez le déroulement.

→ Corrigés

Procédure attendue : rehaussement couché contrôlé deux soignants.
Critères de validation :

– *capacités d'adaptation* : la procédure doit s'effectuer à deux soignants, le patient est en post-opératoire, il est fatigué et ne peut utiliser que sa jambe droite ;

– *capacités d'organisation* : elles sont en lien direct avec les capacités d'adaptation. La procédure attendue est décomposée en étapes :

- vérification des éléments de sécurité : le soignant (de plus petite taille) veille à la bonne hauteur du lit (le soignant se positionne sur un côté du lit, les mains sont fléchies vers l'intérieur et doivent être en contact avec le lit au niveau des métacarpes de la main), s'assure que les freins sont mis,

• les deux soignants se positionnent de chaque côté du lit, posture de fente latérale fléchie, un genou est positionné dans le lit, l'autre jambe est en appui stable au sol,
• une main est positionnée au niveau du pli fessier, l'autre en cuillère sous la clavicule du patient,
• les soignants se positionnent en voûte frontale et procèdent au rehaussement,
• une coordination dans la gestuelle à deux soignants est indispensable et permet la fluidité du mouvement. L'environnement autour du lit est dégagé afin de ne pas gêner la gestuelle ;

– *capacité à assurer la sécurité* :
• le patient a subi une intervention au niveau du cœur, il ne doit pas utiliser ses membres supérieurs, la poignée de traction est contre-indiquée,
• les freins du lit sont mis et vérifiés,
• la hauteur du lit est adaptée à la taille du soignant le plus petit, elle permettra une bonne gestuelle, le soignant parviendra à fléchir correctement les jambes et à maintenir une bonne rectitude du dos ;

– *capacité à assurer le confort* :
• le soignant donne des explications à la personne prise en charge, il lui explique concrètement la procédure et s'assure qu'elle a bien compris,
• la personne participe à hauteur de ses capacités,
• le rythme de la gestuelle est adapté à l'état de la personne notamment à son état de fatigue,
• le soignant observe le patient afin de prévenir toute manifestation douloureuse lors de la mobilisation,
• l'installation correspond aux attentes de la personne, les objets qui lui sont nécessaires (sonnette, télécommande...) sont disposés à proximité.

SUJET 2 Région Bretagne
Département d'Ille-et-Vilaine

Vous exercez en qualité d'aide-soignant dans un service de médecine interne.

Ce jour vous prenez en charge madame P. hospitalisée dans l'unité depuis trois semaines suite à un accident vasculaire cérébral.

Elle présente depuis une hémiplégie du côté droit, elle n'a pas récupéré.

Madame P. est de faible corpulence, elle mesure 1 m 60 et pèse 47 kg, elle a glissé dans son lit, elle vous demande de l'aide pour se réinstaller.

Elle est volontaire, son lit est équipé d'une poignée de traction, elle peut utiliser son côté gauche.

Avant de réaliser le soin, expliquez le déroulement.

→ Corrigés

Procédure attendue : rehaussement couché aidé avec poignée de traction (voir schéma p. 107)

Critères de validation :

– *capacités d'adaptation :* le soignant effectue seul la procédure en utilisant les capacités de la personne ;

– *capacités d'organisation :* elles sont en lien direct avec les capacités d'adaptation. La procédure attendue est décomposée en étapes :

- vérification des éléments de sécurité : le soignant veille à la bonne hauteur du lit (le soignant se positionne sur un côté du lit, les mains sont fléchies vers l'intérieur et doivent être en contact avec le lit au niveau des métacarpes de la main), s'assure que les freins sont mis,
- il se positionne auprès de la personne du côté droit (côté hémiplégique), posture de fente latérale fléchie (voir schéma), un genou est positionné dans le lit, l'autre jambe est en appui stable au sol,
- une main est positionnée au niveau du pli fessier, l'autre en cuillère sous la clavicule du patient,
- le patient utilise le côté valide, il prend appui sur sa jambe gauche et utilise la poignée de traction pour accompagner la gestuelle (la poignée est réglée préalablement, paume de la main face à la personne à hauteur de la pliure du poignet),

• une coordination dans la gestuelle entre le soignant et la personne prise en charge est indispensable et permet la fluidité du mouvement. L'environnement autour du lit est dégagé afin de ne pas gêner la gestuelle ;

– *capacité à assurer la sécurité* :

• la patiente a une hémiplégie du côté droit, ce côté est à protéger, bras positionné en écharpe sur l'abdomen, jambe dans l'alignement du corps,

• les freins du lit sont mis et vérifiés,

• la hauteur du lit est adaptée à la taille du soignant, elle permettra une bonne gestuelle, le soignant parviendra à fléchir correctement les jambes et à maintenir une bonne rectitude du dos.

– *capacité à assurer le confort* :

• le soignant donne des explications à la personne prise en charge, lui explique concrètement la procédure et s'assure qu'elle a bien compris,

• la personne participe à hauteur de ses capacités,

• le rythme de la gestuelle est adapté à l'état de la personne,

• le soignant observe le patient afin de prévenir toute manifestation douloureuse lors de la mobilisation,

• l'installation correspond aux attentes de la personne, les objets qui lui sont nécessaires (sonnette, télécommande...) sont disposés à proximité.

SUJET 3 Région Bretagne

Département d'Ille-et-Vilaine

Vous exercez en qualité d'aide-soignant dans un centre de rééducation.

Ce jour vous prenez en charge monsieur V., il suit une rééducation car il a été amputé de la jambe gauche (en dessous du genou). Il est en attente d'un appareillage (pose d'une prothèse).

Ce matin vous l'aidez lors du transfert lit/fauteuil roulant, il est très volontaire, est assis au bord du lit et est capable de prendre appui sur sa jambe droite.

Avant de réaliser le soin, expliquez le déroulement.

→ Corrigés

Procédure attendue : transfert assis par volte (voir schéma p. 108).

Critères de validation :

– *capacités d'adaptation :* le soignant effectue seul la procédure en utilisant les capacités de la personne qui est en mesure de prendre appui sur sa jambe droite ;

– *capacités d'organisation :* elles sont en lien direct avec les capacités d'adaptation. La procédure attendue est décomposée en étapes :

- vérification des éléments de sécurité : le soignant veille à la bonne hauteur du lit (le soignant se positionne sur un côté du lit, les mains sont fléchies vers l'intérieur et doivent être en contact avec le lit au niveau des métacarpes de la main), s'assure que les freins sont mis. Le fauteuil roulant est positionné parallèlement au lit, les freins sont mis,
- le soignant se positionne auprès de la personne en banquette (voir schéma), les jambes sont fléchies, les appuis stables au sol,
- il demande au patient de le maintenir à la taille, de poser la tête sur son épaule, côté transfert,
- la jambe gauche de la personne est encadrée par les jambes du soignant,
- le soignant effectue une banquette (voir schéma), un rappel (voir schéma) et un pivot sur la pointe des pieds (voir schéma),
- une coordination dans la gestuelle entre le soignant et la personne prise en charge est indispensable et permet la fluidité du mouvement. L'environnement autour du lit est dégagé afin de ne pas gêner la gestuelle ;

- *capacité à assurer la sécurité* :
  • le patient est amputé de la jambe gauche, ce côté est à protéger ;
  • la jambe droite est encadrée par le soignant ;
  • les freins du lit et du fauteuil roulant sont mis et vérifiés,
  • la hauteur du lit est adaptée à la taille du soignant, elle permettra une bonne gestuelle, le soignant parviendra à fléchir correctement les jambes et à maintenir une bonne rectitude du dos ;
- *capacité à assurer le confort* :
  • le soignant donne des explications à la personne prise en charge, il lui explique concrètement la procédure et s'assure qu'elle a bien compris,
  • la personne participe à hauteur de ses capacités,
  • le rythme de la gestuelle est adapté à l'état de la personne,
  • le soignant observe le patient afin de prévenir toute manifestation douloureuse lors de la mobilisation,
  • l'installation correspond aux attentes de la personne, les objets qui lui sont nécessaires (sonnette, télécommande...) sont disposés à proximité.

MODULE 5

Relation-communication

MODULE 5

Conseils méthodologiques

1 Présentation de l'épreuve

Compétences

Établir une communication adaptée à la personne et son entourage.

Objectifs de formation

Dans le cadre du rôle propre de l'infirmier, en collaboration avec lui et sous sa responsabilité, être capable de :

– écouter la personne et son entourage et prendre en compte les signes non verbaux de communication sans porter de jugement ;
– s'exprimer et échanger en adaptant son niveau de langage, dans le respect de la personne et avec discrétion ;
– expliquer le soin réalisé, les raisons d'un geste professionnel et apporter des conseils sur les actes de la vie courante ;
– faire exprimer les besoins et les attentes de la personne, les reformuler et proposer des modalités adaptées de réalisation de soin ;
– apporter des informations pratiques adaptées lors de l'accueil dans le respect du règlement intérieur ;
– identifier les limites de son champ d'intervention dans des situations de crise, de violence en prenant du recul par rapport à la personne et à sa situation.

Niveau d'acquisition et limites d'exigence

Les limites de base de la communication sont développées.

Un travail approfondi et personnalisé est réalisé sur le comportement au travail et spécifiquement en relation avec les personnes soignées.

Les situations de maltraitance ou présentant des difficultés dans la communication sont analysées.

Évaluation

L'évaluation comprend une épreuve écrite et orale :

– formalisation sous forme d'un document écrit d'une situation relationnelle vécue en stage ;

– argumentation à l'oral du document.

L'épreuve est notée sur 20 points (le document écrit sur 12 points et l'argumentation orale sur 8 points).

Il est nécessaire d'obtenir une note égale ou supérieure à 10 sur 20 pour valider le module.

CRITÈRES DE RÉSULTATS

– Une relation de confiance est établie.

– La communication est adaptée en fonction de l'état de santé de la personne ou de sa douleur.

– l'information donnée est comprise par la personne et son entourage.

– les attentes de la personne sont écoutées, entendues avec respect et prises en compte.

– Des limites sont posées dans les situations d'agressivité, de crise ou de violence.

CRITÈRES DE COMPRÉHENSION

– Les points forts et les points faibles sont identifiés dans une situation de relation donnée.

– Les difficultés rencontrées dans les situations relationnelles difficiles et les moyens pour y répondre sont explicitées.

– La notion de respect de la personne est commentée.

Déroulement et organisation de l'épreuve en Institut de formation d'aide-soignant

Il s'agit d'une épreuve écrite et orale, c'est la formalisation d'une situation relationnelle vécue en stage, l'écrit est individuel, personnel, avec une argumentation orale.

La durée de l'oral est de 20 minutes maximum.

La notation est de 12 points pour l'écrit et de 8 points pour l'oral.

L'épreuve écrite consiste à décrire une situation relationnelle de stage, vécue en termes de facilité ou de difficulté, et qui interpelle.

Le candidat rapporte les éléments qui le questionnent, qui l'intéressent ; il doit relater les faits de façon objective : pas d'interprétation (actes, attitudes, paroles...).

Le candidat est impliqué et/ou témoin de cette situation.

Recommandations de la commission régionale :

– nombre de pages : 3 à 5 pages, hors annexes, reliées (au choix du candidat, agrafage, baguette, spirale) ;
– application des normes de présentation communiquées par l'Institut de formation d'aide-soignant (IFAS), y compris les références bibliographiques ;
– la page de garde comporte le nom et le prénom du candidat, l'année de promotion, le nom de l'Institut de formation d'aide-soignant, la date, avec pour titre la compétence évaluée en référence au module 5 ;
– le travail finalisé comporte la proposition d'un sommaire, avec : introduction, développement, conclusion ;
– le candidat remet un exemplaire pour chaque examinateur ;
– à l'issue de l'épreuve un exemplaire, vierge de toute annotation, est conservé par l'IFAS en vue d'archivage et si besoin est communiqué au jury final DRASS ;
– le délai entre la restitution du travail écrit et l'argumentation orale est d'une à trois semaines ; cette règle s'applique également en cas de revalidation.

L'épreuve orale dure 20 minutes maximum, elle consiste à présenter de façon synthétique le travail écrit (support autorisé, 5 minutes maximum) et d'approfondir la compréhension de la situation sous forme d'échanges, ouverture et implications professionnelles (15 minutes maximum).

La note portée au travail écrit n'est pas communiquée au candidat à l'issue de l'évaluation ; pareillement pour l'argumentation orale.

Sont évaluées les capacités du candidat à :

– *communiquer avec les examinateurs*, les règles de civilité sont respectées, les postures sont adaptées et cohérentes avec le discours, le discours est construit, compréhensible, le vocabulaire utilisé est professionnel, le temps est géré ;
– *maîtriser un contenu*, le candidat précise les idées essentielles de son travail écrit, utilise un discours en cohérence ;
– *argumenter*, le candidat entend les questions du jury et les intègre dans son argumentation, il s'appuie sur des valeurs professionnelles ;
– *se positionner*, le candidat utilise le « je », prend du recul par rapport au travail écrit, prend du recul par rapport à la situation vécue, fait des liens avec l'exercice futur, se situe dans son champ de compétences.

Le déroulé de l'argumentation orale :

– *la problématique* principale du thème ;
– *les objectifs* dans le choix de la situation ;
– *la restitution du travail écrit*, le candidat reprend le contexte, le lieu, les personnes présentes dans la situation, le moment et le sujet du thème ;
– *l'évocation des points forts* en termes de réussite, d'éléments à améliorer, de connaissances à développer ;
– *l'évocation des difficultés rencontrées* ;

- *la projection dans la future fonction* dans le domaine de la relation et de la communication ;
- *la conclusion* personnelle et du travail écrit.

2 Conseils de préparation

Il s'agit d'identifier une situation relationnelle où l'élève est en relation avec le patient ou sa famille ou son entourage, soit lors de l'accueil dans l'établissement ou au cours d'un soin, d'une activité, soit au moment où une information est communiquée.

L'élève doit analyser ses conduites et ses pratiques professionnelles, faire des liens avec les apports théoriques reçus à l'Institut de formation.

Il doit réfléchir à ses valeurs, ses attitudes, ses techniques relationnelles sur la base d'une conduite éthique pour améliorer la communication au quotidien aussi bien auprès des équipes de soins que des personnes soignées.

MODULE 5

Sujets d'entraînement

SUJET 1 Région Bretagne

Département d'Ille-et-Vilaine

Dossier situation relationnelle module 5

Candidate de la promotion 2006/2007, IFAS de l'IFSO, Vern-sur-Seiche.

1 Introduction

Dans le cadre du module 5 concernant la relation-communication, nous devons relater une situation vécue en stage. J'ai choisi une situation qui m'a interpellée durant mon stage en Médecine soins palliatifs. Ce service accueille des patients atteints d'un cancer pour un bilan d'extension, un traitement (chirurgical, radiothérapeutique, chimiothérapeutique) ou pour un accompagnement palliatif en phase terminale.

Le patient concerné par cette situation est hospitalisé depuis une semaine pour altération de l'état général (dyspnée, dénutrition), liée à un cancer de l'estomac avec des métastases pulmonaires. Le diagnostic a été présenté il y a huit mois, et le patient a subi une intervention chirurgicale.

Dans la première partie de cet écrit, je présenterai le déroulement de ma relation d'accompagnement. Dans la deuxième partie, je ferai une analyse de cette situation qui mettra en évidence les difficultés rencontrées, mon questionnement sur la communication et mes ressentis durant cet accompagnement.

➤ L'introduction

Le candidat présente la situation retenue et développée, il s'agit d'évoquer la relation avec les personnes aidées ou soignées, vécue en termes de facilité ou de difficulté et qui interpelle ; il est possible de décrire des moments d'accueil ou d'information des personnes ou des moments d'échanges pendant les soins.

Dans l'introduction ci-dessus, l'élève présente le lieu (service de soins), le patient concerné par la situation, elle introduit la situation relationnelle en présentant son plan.

2 Présentation de la situation

Le patient est un électronicien de 41 ans, marié et père de deux jeunes enfants (8 et 12 ans). Sa plus grande préoccupation est la difficulté à s'alimenter. Il exprime le souhait de quitter les soins palliatifs pour une clinique spécialisée en rééducation digestive. L'équipe, qui s'inscrit dans un projet de prise en charge de la douleur, s'interroge sur la priorité de s'alimenter de ce patient vu son état général. L'idée d'un transfert pour une autre clinique paraît difficile et son départ est différé.

Je connais ce patient depuis trois jours seulement. Je l'ai aidé une fois à faire sa toilette complète au cours de laquelle j'ai recueilli quelques informations le concernant. Néanmoins je viens de passer plusieurs fois dans sa chambre, soit pour un relevé de diurèse, un repas ou pour une simple réponse à son appel.

Ce patient a envie de vivre, retrouver son travail et sa famille. L'idée d'une mort proche est très lointaine pour lui. Il est très inquiet de son transfert retardé. Il veut s'alimenter pour vivre.

Le lendemain de l'annulation provisoire de son transfert, j'entre dans sa chambre pour relever la diurèse et déposer une carafe d'eau. Je lui dis bonjour, et j'observe ses yeux grandement ouverts, pleins de peur, d'angoisse, de détresse et de désespoir.

Je touche son front et ses mains. Je lui demande s'il a bien dormi, n'a pas de douleur ou s'il a besoin de quelque chose. Il me répond qu'il a bien dormi. Mais il a des difficultés à respirer. Je l'installe confortablement et lui annonce que mes collègues vont bientôt arriver avec son petit déjeuner. Je sors de sa chambre.

Quelques minutes plus tard, je retourne le voir suite à son appel. Le petit déjeuner est servi. Mais il n'arrive pas à manger seul comme d'habitude, car il est fatigué et tremble. Je lui propose mon aide, il accepte et arrive à finir son yaourt. À la fin du repas, son visage est reposé. Il arrête de trembler, mais il est essoufflé et encombré. Je sors de sa chambre pour transmettre son état à l'infirmière et l'équipe. L'équipe me rassure en me disant que je n'ai pas à m'inquiéter car il est toujours comme cela.

Vingt minutes plus tard, je sens une main caressant mon épaule et une voix qui me dit : « *Bernadette tu avais raison, le jeune vient de décéder* ». Quel choc ! Je fonds en larmes et l'équipe m'entoure. Tout de suite ma référente de stage me dit : « *Tu avais souhaité participer à la toilette mortuaire, maintenant c'est le moment* ». C'est le moment propice pour ma première toilette mortuaire dont je me souviendrai toujours. Les aides-soignantes m'expliquent d'une façon attentionnée chaque geste et l'importance des soins pour le patient et sa famille.

Après la toilette, nous accueillons la veuve et ses amis. La veuve éclate en sanglots et refuse d'entrer dans la chambre en disant : « *Je ne veux pas et je ne peux pas le voir* ». Nous essayons de la stimuler et la soutenir. Elle entre dans la chambre avec l'infirmière, et à la sortie elle est sereine.

Le lendemain de ce décès, un membre de ma famille décède. Je ne pleure pas dès l'annonce du décès jusqu'à la fin des obsèques.

➤ La présentation de la situation

Relater la situation suppose de respecter l'observation des faits, c'est-à-dire :

- ce qui s'est passé réellement sans le modifier ;
- ce qui s'est dit verbalement ou non verbalement ;
- les réactions de la personne soignée aux propositions du soignant.

La situation est relatée au présent de l'indicatif afin de se remémorer au mieux la situation.

Le recueil d'informations peut se bâtir en se référant à la méthode QQOQCCP (quoi, qui, où, quand, comment, combien et pourquoi), ceci est une proposition qui permet de rassembler les informations essentielles ; ce n'est en rien exhaustif et fermé ; toute autre proposition peut être retenue.

Il est nécessaire dans la situation de parvenir à poser une situation problème impliquant l'élève et une personne soignée dans un contexte précis.

L'élève doit exprimer son ressenti et ne pas se contenter d'avoir résolu le problème.

Dans la présentation ci-dessus, l'élève décrit :

- la personne prise en charge ;
- le service et le contexte de soins ;
- l'objectif et la durée de la prise en charge ;
- l'état psychologique du patient ;
- les aspects relationnels en lien avec la communication verbale et non verbale ;
- la problématique de la situation ;
- son ressenti et ses réactions face à la situation exposée.

3 Analyse de la situation

Cette situation soulève un questionnement, une réflexion sur la communication et le processus de deuil.

La communication avec le patient

Avec ce patient, je découvre la richesse de la communication non verbale, utilisée souvent dans des situations de fortes émotions. D'après les expériences de la psychologie sociale, la communication non verbale représente 80 % de la communication. Quand les paroles se taisent, le regard, les gestes, les postures, les mimiques, la température du corps, l'état cutané, la respiration, renseignent sur l'état physique et émotionnel du patient. « *Mais, s'il est un temps pour parler et surtout laisser parler la personne âgée de la mort et de sa mort, il est un temps pour se taire et pour apprendre à communiquer au-delà des mots* », J. de Montigny et M. de Hennezel[1].

LE REGARD DU PATIENT

Ce patient communique ses angoisses et ses sentiments plus par le regard que par les paroles. Parfois il existe des contradictions entre ces deux modes de communication. Ses paroles restent très positives et pleines d'espoir pour l'avenir, alors que son regard dégage la peur, la détresse et le désespoir.

C'est un patient qui a des difficultés à aborder verbalement l'évolution de sa maladie. Il sait très bien qu'il est gravement malade. Il est angoissé, mais n'exprime pas verbalement ce qui l'angoisse. Il cherche plutôt d'autres solutions pour gagner du temps. Il est dans la fuite et *le marchandage* (une des étapes psychologiques d'un malade en phase terminale décrites par Elisabeth Kubler Ross). Son regard suppliant fait appel à tout le monde pour l'aider à se battre et à s'en sortir. « *Le temps me presse, l'angoisse croit, l'espoir s'étiole et malgré cela je vis de mon désir de vivre et je voudrais reculer le terme fatal* », Cervantès[2].

Face à ce regard, je me sens démunie. Tout ce que je peux lui donner c'est mon sourire, toucher son front et ses mains, lui demander s'il a bien dormi, n'a pas de douleur ou s'il n'a pas besoin de quelque chose. Ai-je répondu à ses attentes ? Son besoin absolu de vivre est-il satisfait ? Ai-je donné une réponse à ce regard suppliant ? Je me sens frustrée et me rends compte que : *Dans la communication, malgré l'écoute, l'empathie*[3]*, la disponibilité du soignant, toute question n'a pas de réponse.*

LA DEMANDE D'UN YAOURT

À l'annonce du décès, je réfléchis à ce yaourt qui est « le dernier repas du patient » et c'est la première chose qui me fait craquer.

Dans ma culture d'origine, le dernier repas dans la vie d'une personne est très important. C'est au cours de ce repas que le mourant présente ses adieux à tous les plaisirs de la terre et à ses proches. Il prononce alors le dernier mot et souvent il présente son testament. Ce repas est servi solennellement par *une personne de confiance* (un enfant préféré du mourant en général)[4].

---

1. *Soigner et accompagner jusqu'au bout, l'aide au mourant*, Ministère des Affaires sociales et de l'Emploi, 1996.
2. *Idem.*
3. L'empathie est la capacité de participer à l'expérience de l'autre, à comprendre ses sentiments et émotions tout en demeurant émotionnellement indépendant.
4. Dans ce contexte, la personne de confiance est un proche à qui on peut confier une mission importante. Il n'a aucun caractère juridique.

Alors je me pose de multiples questions : Le patient a compris que l'heure arrivait et voulait satisfaire son dernier souhait de s'alimenter ? Voulait-il exprimer un autre besoin qu'une simple demande de yaourt ? Voulait-il être avec quelqu'un dans ses derniers moments ? Ai-je compris sa demande ou suis-je passée à côté de quelque chose de plus important ? Qui suis-je pour donner le dernier repas réservé à *une personne de confiance ?* Est-ce que je mérite d'occuper cette place ?

Dans la communication comme on ne peut pas tout communiquer, on ne peut pas tout comprendre. Je me culpabilise de ne pas avoir pu comprendre que le départ de ce patient était proche. Je comprends mieux que le rôle de l'aide-soignant va au-delà d'une simple demande de yaourt ou d'un change de protection. Il faut donc des compétences relationnelles et des qualités humaines pour mériter ce rôle.

LA COMMUNICATION AVEC LE CORPS INERTE

Il est difficile d'imaginer une communication avec une personne qui ne nous entend pas et qui ne répond pas. Ce patient m'a offert l'occasion de communiquer avec le corps inerte.

Ma référente de stage m'invite à participer à une toilette mortuaire ; l'angoisse m'envahit et je regrette ma sollicitation. J'ai peur de découvrir un visage inconnu. Mais j'ai aussi envie de me rassurer de la réalité et de participer aux derniers soins.

Je décide alors d'entrer dans la chambre. Mon premier geste est d'observer son visage. Le regard triste, angoissé, désespéré et suppliant a disparu. Ce visage me communique qu'il est parti sereinement.

Je continue de le toucher de la tête au pied. La froideur, l'insensibilité du corps confirment la réalité.

Au moment de la mobilisation, je sens la respiration. Je me fais des illusions me disant que l'infirmière s'est trompée. Je vérifie avec ma main devant le nez et sur la poitrine, et je prends conscience que je suis dans le déni et la non-acceptation de la mort. C'est à ce moment que je comprends mieux l'état émotionnel de mon patient avant le décès.

Ma participation à la mobilisation, toilette, habillage, réfection du lit me permet de me familiariser avec ce corps et d'évacuer mes émotions. Je me sens soulagée, libérée et fière d'accompagner le patient dans la dignité.

La communication avec la famille

L'accueil de la veuve et de ses amis est un moment difficile pour moi. Je ne sais pas ce que je dois communiquer et le comportement que je dois adopter. Je me place derrière l'infirmière et l'aide-soignante. La veuve refuse d'entrer dans la chambre en disant : « *Je ne veux pas et je ne peux pas le voir* ». Un moment d'impasse et de silence pour l'équipe. Je comprends bien qu'elle a peur de l'inconnu. Mais j'ai des difficultés à trouver les mots appropriés pour l'encourager.

Ce moment d'accueil de la famille me permet de comprendre l'importance de la qualité des soins mortuaires pour la famille. J'apprécie également le courage et les compétences de l'équipe en communication avec la famille : leur écoute, leur compréhension, leur disponibilité, leur façon d'aborder les sujets les plus délicats et troublants comme la mort, les derniers moments du patient, l'annonce du décès aux enfants, les obsèques etc.

Grâce à cet exemple des soignants, je peux aborder la veuve et m'exprimer sur ma dernière relation avec le patient.

Dans la communication, un petit sourire, un petit mot doux, une main sur l'épaule ou sur le front peut suffire pour soulager ou convaincre.

La communication au sein de l'équipe

Cette situation confirme que la communication et le soutien mutuel entre soignants sont au centre de la relation d'accompagnement en fin de vie.

Ma collègue m'annonce le décès par une caresse à l'épaule. Je pleure pour le patient, mais je suis aussi touchée par ce geste. Je me sens protégée, soutenue, comprise et entourée. Je partage le deuil avec toute l'équipe qui me donne des occasions d'évacuer mes émotions et de m'exprimer sur ma relation d'accompagnement.

Grâce à ce travail d'équipe, je peux m'exprimer sur le deuil familial alors que je n'avais pas osé auparavant. Ainsi, je parviens à gérer les deux processus de deuil de contextes différents.

Néanmoins, j'ai des regrets et des remords par rapport à mon manque de confiance à l'égard d'une équipe compréhensive et attentionnée. Dans le futur, je veillerai à avoir davantage de confiance en mes collègues et à partager mes angoisses et mes émotions.

Le vécu du deuil professionnel et familial

Dans le contexte professionnel, je pleure pour la jeunesse, la famille, les projets, la peur de mourir du patient et ma dernière relation avec lui. Je suis triste mais aussi frustrée par ma position de faiblesse et de dépendance alors que je suis un aidant. Une aide-soignante a-t-il le droit de pleurer ? Je n'ai jamais vu un médecin ou une infirmière pleurer pour un patient. Pendant que je m'interroge si je ne viens pas de commettre une erreur professionnelle, j'apprends aussi que l'infirmière est en train de pleurer. Je comprends donc que *le soignant est un être humain sensible et peut extérioriser ses émotions et ses sentiments.*

L'expérience de ce patient m'aide à réfléchir sur la mort et la peur qu'elle engendre. Au cours du deuil familial, j'ai des émotions différentes. Au lieu de pleurer, je suis en colère et j'ai envie de me défendre et de me protéger. Pour la première fois de ma vie, je veux affronter la mort alors qu'auparavant j'étais dans la fuite.

Je comprends aujourd'hui que malgré l'âge, la profession, l'envie de vivre, le progrès de la médecine, la mort est inévitable. « *La peur de la mort ne fait pas mourir la mort* », dit une chanson malienne. « *Mourir fait partie de la vie et la vraie question n'est plus d'occulter la mort, mais de la vivre dans sa diversité et sa singularité*[5] ».

➤ L'analyse de la situation

- Elle répond à la question « pourquoi ? ».
- Rend les données objectives et les décompose.
- Explique la situation en fonction du ressenti.
- Reste centrée sur la personne soignée.
- Identifie les points forts et les points faibles.
- Fait des liens avec des apports théoriques.

L'élève transfère sa réflexion dans la pratique professionnelle et fait preuve de questionnement.

Dans la situation ci-dessus, l'élève centre son analyse sur la communication et sur le vécu du deuil.

Elle objective ces éléments et les décompose, elle évoque son ressenti en faisant des liens personnels et théoriques.

L'analyse reste centrée sur la personne soignée, elle est bien au cœur de la situation et de la problématique évoquée.

La pratique professionnelle est questionnée et réajustée, l'élève adopte un positionnement soignant.

4 Conclusion

La communication est au centre de la relation soigné/soignant. « L'homme est un tout en continuelle évolution dans les dimensions biologiques, psycho-affectives, spirituelles et socioculturelles ». Il est indispensable de communiquer avec le patient et son entourage pour comprendre ces dimensions et adapter son aide.

Néanmoins, il existe des limites dans la communication. Certains comportements, attitudes, sentiments, émotions sont difficiles à comprendre. Dans mon travail professionnel futur, je devrai développer continuellement des valeurs professionnelles et humaines pour mieux comprendre le patient. Ces valeurs ne se résument pas uniquement à l'acte technique de soins. Il s'y ajoute mes capacités à établir une relation de confiance avec le patient et son

5. *Soigner et accompagner jusqu'au bout*, Ministère des Affaires sociales et de l'Emploi, 1996.

entourage sur le plan de l'écoute et de la communication. Le travail d'équipe est une ressource incontournable sur laquelle il faut s'appuyer.

Chaque situation professionnelle ou personnelle est unique. Elle nous apporte des connaissances et des expériences nouvelles. La mort, qui est un processus naturel de la vie, nous enrichit et nous fait grandir. « *Lorsque nous accompagnons les mourants, nous ne sommes pas les seuls à donner. Tôt ou tard tous ceux qui assistent les mourants découvrent, face à leur endurance, à leur courage et souvent même à leur humour, qu'ils reçoivent plus qu'ils ne donnent. Cela, nous devons leur dire...* », Cicely Saunders[6].

➤ La conclusion

Elle reprend les idées essentielles développées, c'est un aboutissement de la réflexion, elle doit permettre d'élargir le questionnement.
Dans la conclusion ci-dessus, l'élève reprend l'idée principale qui est centrée sur la communication. Elle élargit la réflexion en la transférant au contexte de soins.

6. *Idem*.

SUJET 2 Région Bretagne

Département d'Ille-et-Vilaine

Dossier situation relationnelle module 5

Candidate de la promotion 2007/2008, IFAS de l'IFSO, Vern-sur-Seiche.

1 Introduction

Dans le cadre de la formation aide-soignante, je suis amenée à vous présenter une situation de communication qui m'a le plus marqué lors des différents stages que j'ai réalisés.

En effet, je suis élève aide-soignante en stage dans un foyer de vie pour adultes handicapés mentaux en Ille-et-Vilaine. C'est un foyer occupationnel qui héberge des résidents dont l'âge varie entre 18 et 80 ans.

Le personnel est constitué, d'aides-soignants, d'aides médico-psychologiques, d'éducatrices spécialisées, d'une infirmière, d'agents de service hospitalier.

➤ L'introduction

Le candidat présente la situation retenue et développée, il s'agit d'évoquer la relation avec les personnes aidées ou soignées, vécue en termes de facilité ou de difficulté et qui interpelle ; il est possible de décrire des moments d'accueil ou d'information des personnes ou des moments d'échanges pendant les soins.

Dans l'introduction ci-dessus, l'élève présente le lieu (service de soins), sa spécificité, la façon dont est constituée l'équipe soignante.

2 Développement

Contexte

Le premier jour du stage, il est 7 heures et demie du matin quand j'entre dans le hall du foyer pour la première fois. C'est étrangement désert à cette heure matinale. Je suis perdue et mal à l'aise quand l'aide médico-psychologique en service ce matin-là se présente à moi. C'est une femme mince et grande, vêtue d'un jean et d'une blouse blanche. Je décline mon identité et elle me présente rapidement les vestiaires.

Je me change rapidement et la retrouve dans le couloir qui mène aux chambres des résidents. Elle me demande si j'ai des appréhensions par rapport à la psychiatrie. Je réponds « oui » sans pour autant être rassurée. Elle me fait rapidement un briefing en ce qui concerne les résidents dont on aura la charge aujourd'hui.

Nous faisons le tour de toutes les chambres mais l'une d'entre elles attire mon attention car la porte est grande ouverte et l'homme est couché dans son lit.

Nous entrons dans la chambre et ma collègue que j'appellerai Marianne me présente à ce monsieur à moitié réveillé. Je lui dis « bonjour » et il ne répond pas.

Cela me laisse perplexe mais je me dis que j'ai le temps de mieux le connaître. Ma collègue lui demande de se lever pour aller à la douche ce qu'il fait sans montrer de résistance.

Après la douche, c'est un autre homme que j'ai en face de moi. Il est décontracté, jovial et j'ai même le droit à un sourire. Marianne lui demande : « *Alors Bernard nous sommes quel jour aujourd'hui ?* » Bernard se dirige vers son bureau et c'est alors que je remarque les pictogrammes. Il choisit la date mais se trompe de mois et c'est à ce moment que ma collègue lui dit : « *C'est normal que tu ne trouves pas car on a changé de mois. Nous sommes en octobre* ». Néanmoins elle le félicite d'avoir trouvé la date. Bernard lui montre avec ses pictogrammes le déroulement de la journée. C'est le jour de la piscine et il est content.

Bernard est un homme d'une cinquantaine d'années, il mesure environ 1 m 70, il souffre d'une déficience intellectuelle. En regardant rapidement dans sa chambre, je me rends compte qu'il aime le sport, d'ailleurs il est vêtu d'un jogging, d'un sweat et d'une casquette. De plus, il a un sac de sport qu'il porte en bandoulière à l'épaule.

À première vue, Bernard est un homme comme un autre, sauf qu'il bave et a tendance à s'essuyer la bouche régulièrement avec le mouchoir qu'il tient en permanence dans sa main.

Je suis émerveillée par ce résident qui ne parle pas, mais qui communique beaucoup.

Certes ce n'est pas lui que j'aurai à prendre en charge, mais j'épie ses moindres faits et gestes.

Les faits

Le stage se déroule bien et j'en suis à ma troisième semaine. C'est la semaine des gros changements, car la salle à manger est réorganisée. Certains résidents sont contraints de changer de place voire de salle. L'équipe s'est rendu compte que certains résidents avaient besoin de manger dans le calme et que d'autres avaient besoin de temps pour prendre leur repas.

Ces deux catégories ont été regroupées dans « la petite salle » comme on l'appelle ici.

L'équipe est stressée quant au bon fonctionnement de cette nouvelle organisation car pour eux c'est une surcharge de travail, mais surtout se pose un problème de synchronisation dans la distribution des repas.

Certains résidents n'acceptent pas la nouvelle organisation, parce qu'ils se retrouvent assis à côté de ceux dont ils ne supportent pas la présence, ce qui engendre un climat de nervosité, et on peut notamment discerner de la colère sur le visage de certains.

Le premier jour de ma troisième semaine de stage, je fais partie de l'équipe du matin.

Je suis de service avec ma collègue aide-soignante qui s'appelle Alice. Toutes les deux, nous préparons le chariot du petit déjeuner. Nous disposons un chariot devant la grande salle, et l'autre devant la petite. Une autre collègue vient en renfort et commence le service dans la grande salle. Avec Alice, je commence à servir les résidents de la petite salle mais je n'ai pas remarqué qu'il y avait une carafe de café en plus des cafetières. Dans la salle l'ambiance semble calme. Certains attendent impatiemment le petit déjeuner, heureusement que la musique qui est émise par une radio suffit à calmer ceux qui commencent à s'énerver.

Je me dirige vers le fond de la salle et je sers un café au lait à un résident assis en bout de table. Ensuite je m'apprête à servir du café à Bernard quand soudain il m'interrompt et profère des mots inaudibles. Je m'arrête brusquement et je me rends compte qu'il y a déjà quelques gouttes de café dans son gobelet. Je le regarde et je m'excuse auprès de lui mais il n'est pas content.

En effet, Bernard ne parle pas mais communique par des gestes et des postures. Je lui propose de vider son gobelet car je me rappelle que la carafe qui était posée sur le chariot lui était destinée. Je vais vider rapidement son gobelet et quand je reviens je trouve qu'il a changé. Il commence à s'agiter, mais je réussis quand même à m'approcher pour lui porter sa carafe de café et son gobelet. Au moment où je me penche pour déposer tout ça, je me rends compte qu'il a un regard noir et commence à se lever. C'est alors que je fais un bond en arrière pour échapper au coup qu'il allait me porter. Ma collègue a juste le temps de venir le tenir à la taille pour qu'il se calme. Je viens d'être confrontée aux inconvénients de la psychiatrie : la violence.

En effet, Bernard a besoin de satisfaire son rituel tous les matins : se servir tout seul son café dans deux gobelets. De loin ma collègue me rassure mais je n'entends plus rien. J'essaie en sortant de la pièce de comprendre ce qui s'est passé.

➤ La présentation de la situation

Relater la situation suppose de respecter l'observation des faits, c'est-à-dire :

- ce qui s'est passé réellement sans le modifier ;
- ce qui s'est dit verbalement ou non verbalement ;
- les réactions de la personne soignée aux propositions du soignant.

La situation est relatée au présent de l'indicatif afin de se remémorer au mieux la situation.

Le recueil d'informations peut se bâtir en se référant à la méthode QQOQCCP (quoi, qui, où, quand, comment, combien et pourquoi), ceci est une proposition qui permet de rassembler les informations essentielles ; ce n'est en rien exhaustif et fermé ; toute autre proposition peut être retenue.

Il est nécessaire dans la situation de parvenir à poser une situation problème impliquant l'élève et une personne soignée dans un contexte précis.

L'élève doit exprimer son ressenti et ne pas se contenter d'avoir résolu le problème.

Dans la présentation ci-dessus, l'élève décrit :

- la personne prise en charge ;
- les modifications dans le contexte de prise en charge (réorganisation de la salle à manger) ;
- la spécificité du lieu d'hébergement ;
- l'état psychologique du patient ;
- les aspects relationnels en lien avec la communication verbale et non verbale ;
- la problématique de la situation ;
- son ressenti et ses réactions face à la situation exposée.

3 Analyse

Le manque d'expérience et de connaissances

Par rapport à l'histoire que je viens de vous raconter, je me rends compte que j'ai manqué d'expérience, car c'est mon tout premier stage et je n'ai jamais travaillé dans le milieu auparavant.

Je n'étais pas très à l'aise dans mes faits et gestes et j'avais tendance à agir machinalement. C'est d'ailleurs le cas avec Bernard, car je n'ai pas pris le temps de savoir s'il avait un traitement particulier comme pour les résidents dont j'aurai la charge. C'est alors que je me suis souvenue du cours d'une de mes formatrices qui dit : « *Il faut prendre en charge le patient dans sa globalité et surtout tenir compte des transmissions* ».

Je n'avais encore eu aucun cours sur la communication, et selon le schéma de la communication : « *Il faut un émetteur, un récepteur et un canal* ». Cependant, dans le cas de figure de Bernard le canal est un peu particulier, car Bernard ne parle pas. Je pense que des connaissances en la matière auraient été un support important pour moi, parce que j'aurai pu lire sur son visage qu'il y avait quelque chose d'anormal. Sa façon de se tenir ainsi que le mouvement de ses mains auraient pu m'interpeller. De plus, je n'avais pas eu de cours sur la psychiatrie, et je n'ai échappé qu'instinctivement au coup qu'il allait me porter.

A posteriori, je me rends compte que je me suis mise en danger sans le savoir. En effet, je n'aurais pas dû m'approcher de sa table alors qu'il commençait à s'agiter. Je le sais maintenant parce que j'ai eu un cours sur la psychiatrie.

J'ai dû faire face au manque de transmissions avant la prise de mon service. En effet, pour une raison que j'ignore, j'arrivais à 7 h 30, soit après les premières transmissions du matin. Et cela m'a fait défaut lors du service du petit déjeuner, car : « *Le soin n'est pas le résultat d'actions isolées, répétitives et générales, il se conçoit dans la connaissance et la prise en charge de la personne soignée* ». Je n'ai pas eu assez d'éléments pour une prise en charge optimale de Bernard parce qu'aux transmissions de 9 h j'ai appris beaucoup de choses sur lui.

La non-connaissance de mon patient

Aux transmissions de 9 h, j'ai appris que Bernard avait agressé un soignant le week-end précédent, et selon le collègue il était mécontent et frustré.

D'une part il était mécontent parce qu'il avait changé de salle, ne prenait plus ses repas dans la grande salle mais dans la petite.

D'autre part, il était frustré par rapport à la nourriture car la veille au déjeuner, il avait demandé un peu de salade, et le collègue n'avait pas satisfait sa demande. Il s'était levé quand le collègue lui tournait le dos et lui avait porté un coup. Ensuite il s'était réfugié dans sa chambre et y avait passé le reste de la journée.

Après avoir eu ces informations lors des transmissions je crois avoir mieux compris le problème de Bernard ce matin.

En effet, Bernard ne semblait plus serein et ruminait peut-être une rancœur vis-à-vis des soignants. Il était encore frustré par rapport au problème de la veille et moi sans le savoir j'ai dû le blesser profondément. Les collègues m'ont dit par la suite que la nourriture était très importante pour lui, car il est déjà assez frustré par le fait de ne pas pouvoir s'exprimer correctement. Il a un âge mental évalué à 7 ans, bref, Bernard a le corps d'un adulte et l'intelligence d'un enfant.

Après ce recoupement d'informations, j'ai eu très peur de la psychiatrie et particulièrement de l'imprévisibilité qui peut y régner.

La peur

En l'espace d'une fraction de seconde, j'ai vu ma vie défiler devant moi. J'étais comme pétrifiée. Ce que j'ai éprouvé au moment où Bernard s'apprêtait à m'assener un coup, c'est de l'effroi. Selon les cours de psychologie, « *l'effroi est lié à une situation où le sujet se trouve dans un état de détresse et celui-ci va mesurer son impuissance par rapport à un événement qui déborde sa capacité de réaction* ».

D'une part, j'ai eu très peur car j'étais presque à la fin de mon stage et j'avais oublié que j'avais à faire à des résidents qui pouvaient se montrer violents de façon imprévisible.

Pourtant une de mes collègues m'avait mise en garde en me disant que c'était de la psychiatrie et qu'il fallait faire attention.

En fait, j'ai perdu mes moyens face à cette situation et je pense que ce que j'ai su faire le mieux, c'est de m'en sortir saine et sauve sans la moindre égratignure.

D'autre part, je pense que Bernard a eu très peur car je l'ai mis en insécurité d'autant plus qu'il était déjà fragilisé par son accrochage avec un soignant et par sa position de soigné, donc dans l'attente d'un soin sans faute.

➤ L'analyse de la situation

- Elle répond à la question « pourquoi ? ».
- Rend les données objectives et les décompose.
- Explique la situation en fonction du ressenti.
- Reste centrée sur la personne soignée.
- Identifie les points forts et les points faibles.
- Fait des liens avec des apports théoriques.

L'élève transfère sa réflexion dans la pratique professionnelle et fait preuve de questionnement.

Dans la situation ci-dessus, l'élève centre son analyse sur la communication et sur la réaction défensive d'un patient lors du service du petit déjeuner.

Elle objective ces éléments et les décompose, elle évoque son ressenti en faisant des liens personnels et théoriques.

Elle fait des liens entre la situation relationnelle et le contexte de la prise en charge.

L'analyse reste centrée sur la personne soignée, elle est bien au cœur de la situation et de la problématique évoquée.

La pratique professionnelle est questionnée et réajustée, l'élève adopte un positionnement soignant et se projette professionnellement.

4 Conclusion

Depuis cet événement, j'ai pu renforcer mes connaissances, et à présent, presque en fin de formation, je pense avoir comblé presque toutes les lacunes qui m'ont fait défaut lors de l'incident avec Bernard, cela grâce aux cours de communication que m'ont prodigué mes formatrices.

En tant que futur soignant, j'ai appris à appréhender l'environnement et les patients dont j'ai la charge.

J'ai aussi appris à prendre en charge le patient dans sa globalité, et instituer par là même une relation de confiance entre soignant et soigné, notamment :

- en lisant les protocoles de service dès mon arrivée sur un terrain de stage ;
- en lisant les dossiers médicaux des patients ;
- en posant des questions aux collègues.

Certes il y a eu cet incident lors de mon stage dans ce foyer, mais j'en garde un souvenir mémorable car ce sont des personnes attachantes et qui nous font relativiser nos positions, visions et opinions dans la vie de tous les jours.

L'un des objectifs de mon projet professionnel serait de commencer ma carrière dans un tel centre.

➤ La conclusion

Elle reprend les idées essentielles développées, c'est un aboutissement de la réflexion, elle doit permettre d'élargir le questionnement.
Dans la conclusion ci-dessus, l'élève se positionne comme futur soignant, elle mesure le chemin parcouru.
Elle met en avant les éléments essentiels de la prise en charge.
Elle élargit la réflexion en la reliant à un projet professionnel personnel.

MODULE 6

Hygiène hospitalière

MODULE 6

Conseils méthodologiques

Présentation de l'épreuve

Niveau d'acquisition et limites d'exigence

« Le rôle aide-soignant dans la prévention des maladies nosocomiales est approfondi ».

Ceci signifie que l'aide-soignant doit être en capacité de :

- choisir le matériel et les produits appropriés à l'entretien des locaux mais aussi des différents matériels utilisés ;
- doser et utiliser les produits en tenant compte des procédures mises à leur disposition dans les différents services ;
- adapter les techniques de nettoyage en connaissant et en utilisant les règles spécifiques d'hygiène et de sécurité ;
- respecter les différents circuits : linge, matériel, déchets. Ce respect des circuits doit permettre d'éviter que les éléments « propres » ne soient en contact avec les éléments « sales ».

Pour appliquer avec compétence les règles d'hygiène et prévenir les infections nosocomiales, l'aide-soignant doit maîtriser un certain nombre de connaissances théoriques et procédurales :

- connaître les principes de l'infection et les principes de sa prévention ;
- identifier les risques liés à l'infection en milieu de soin : accidents d'exposition au sang, les risques infectieux suivant les différents lieux de soin, les maladies nosocomiales ;
- connaître les règles de l'hygiène hospitalière mais aussi de l'hygiène suivant les différents lieux de soin : les normes d'hygiène publique et de respect de l'environnement, les différents types de déchets et de contenants, les obligations légales et réglementaires des établissements, les techniques de nettoyage, de bionettoyage, de désinfection et de stérilisation, le montage, l'entretien et la surveillance des différents matériels de soin (oxygénothérapie, aspiration, transport des patients, les chariots de soin, de linge, le matériel chirurgical divers...), les règles de stockage des produits ;

- connaître les règles concernant l'isolement des patients ;
- connaître les comités et les commissions de vigilance actifs dans la prévention des infections (CLIN, commission de vigilance…).

Évaluation

CRITÈRES DE RÉSULTAT

- Les techniques, les modes opératoires, les matériels et les produits sont adaptés au type de nettoyage réalisé et aux spécificités des locaux.
- Les règles d'hygiène et de sécurité et les circuits (linge, matériels et déchets) sont respectés.

CRITÈRES DE COMPRÉHENSION

- Les risques d'infections nosocomiales et les moyens de lutte sont identifiés et expliqués.
- Les conséquences des infections nosocomiales sont identifiées.
- Les erreurs réalisées ou les risques d'erreur et leurs conséquences sont identifiés dans une situation donnée.

Validation du module

Pour valider le module 6, l'épreuve consiste soit en un questionnaire à choix multiple (QCM) soit en un questionnaire à réponses ouvertes et courtes (QROC), soit en un devoir ayant les deux types de questionnaires.

Le QCM consiste à répondre en cochant une ou plusieurs des réponses proposées à la question formulée.

Le QROC consiste à formuler une réponse de manière synthétique mais précise à la question.

Cette épreuve dure 1 h et elle est notée sur 20 points. Pour valider le module, il faut obtenir une note égale ou supérieure à 10 sur 20.

Méthodologie de travail

Connaître le référentiel de formation qui cite les éléments suivants.

La compétence : utiliser les techniques d'entretien des locaux et du matériel spécifique aux établissements sanitaires, sociaux et médico-sociaux.

Les objectifs de formation. Dans le cadre du rôle propre de l'infirmier, en collaboration avec lui et sous sa responsabilité, être capable de :

- identifier et choisir le matériel et les produits appropriés ;
- doser et utiliser les produits en fonction des procédures et des fiches techniques ;

– utiliser les techniques de nettoyage appropriées, notamment pour lutter contre les infections nosocomiales, en appliquant les protocoles et les règles d'hygiène et de sécurité ;
– identifier et respecter les circuits d'entrée, de sortie et de stockage du linge, des matériels et des déchets ;
– installer le mobilier et le matériel de la chambre en l'adaptant à l'état de la personne ;
– utiliser les techniques de rangement et de stockage adaptées ;
– apprécier l'efficacité des opérations d'entretien et identifier toute anomalie ;
– repérer toute anomalie dans le fonctionnement des appareils médicaux et alerter.

Les savoirs associés tant théoriques que procéduraux :
– infection et désinfection ;
– prévention des risques liés à l'infection en milieu hospitalier ;
– prévention des risques liés à la sécurité en milieu hospitalier ;
– circuits des déchets à l'hôpital ;
– règles d'identification et d'utilisation des matériels et des produits ;
– fiches techniques d'utilisation des matériels et des produits ;
– règles concernant l'isolement des patients ;
– règles concernant l'élimination des déchets ;
– règles concernant le stockage des produits.

À partir de ces éléments :
– être capable en stage de mobiliser ses connaissances pour agir de manière adaptée aux situations professionnelles concernant l'hygiène des locaux et du matériel dans les établissements sanitaires, sociaux et médico-sociaux ;
– être capable de mener un travail de recherche pour compléter les apports théoriques et procéduraux dispensés en IFAS ;
– être capable de répondre aux QROC et QCM de la validation théorique du module en utilisant les connaissances acquises pendant la formation théorique mais aussi pratique (stage et TP).

MODULE 6

Sujets d'entraînement

SUJET 1 IFAS de Vern-sur-Seiche

(Ille-et-Vilaine) – Mai 2007

1 Questions à choix multiple

1. Vous réalisez l'entretien journalier d'une chambre ou le nettoyage de matériel : le produit détergent pour les surfaces :

A. Permet de tuer les micro-organismes ❑

B. Permet d'éliminer les salissures ❑

C. Est utilisé après à la désinfection ❑

D. Est utilisé avant à la désinfection ❑

2. Vous devez préparer 2 litres de produit désinfectant. Vous disposez d'un sachet de 10 mL de concentré à dissoudre dans 0,5 litre d'eau. Combien de sachets devrez-vous utiliser pour obtenir les 2 litres de produit désinfectant ?

A. 6 ❑

B. 4 ❑

C. 10 ❑

3. Dans le traitement du linge, au niveau d'un service de soins hospitalier, l'aide soignant :

A. Effectue les achats de linge ❑

B. Ramasse le linge ❑

C. Trie le linge ❑

D. Raccommode le linge ❑

4. Un produit antiseptique s'utilise sur :

A. Les surfaces inertes ❑

B. La peau saine ❑
C. Les muqueuses et la peau lésées ❑
D. Des mains avant un soin ❑
E. Du mobilier ❑

5. Pour stériliser du matériel :
A. Il faut une prédésinfection préalable ❑
B. La prédésinfection ne se fait que si des salissures sont visibles ❑
C. Il faut connaître les protocoles d'hygiène ❑
D. La prédésinfection ne se fait qu'en stérilisation centrale ❑
E. La prédésinfection est facultative ❑

6. La contamination indirecte se fait par l'intermédiaire :
A. Des mains ❑
B. Des objets souillés ❑
C. Des déjections ❑

7. Les précautions standard en isolement septique sont :
A. Mettre des gants et une surblouse ❑
B. Avoir une hygiène rigoureuse des mains ❑
C. Noter la cause de l'isolement sur la porte du patient, à la vue de tous ❑
D. Commencer toujours par le patient infecté ❑

8. Les règles d'hygiène à respecter au niveau des carafes pour éviter de contaminer l'eau sont :
A. Rincer les carafes à l'eau javellisée ❑
B. Changer les carafes au moins une fois par jour ❑
C. Ramasser les carafes sales et distribuer des propres en même temps ❑
D. Laver les carafes au lave-vaisselle ❑

9. Le déroulement d'un processus de stérilisation comprend toujours :
A. Une phase de prédésinfection ❑
B. Une phase de lavage, de rinçage et de séchage ❑
C. Une phase d'essuyage ❑
D. Une phase de conditionnement ❑
E. Une phase de stérilisation ❑
F. Une phase de stockage ❑

10. Le sigle DAOM signifie :
A. Déchets Anatomiques Organiques et Médicaux ❑
B. Déchets Anatomiques Organiques et Ménagers ❑
C. Déchets Assimilables aux Ordures Ménagères ❑

11. Les œufs frais sont uniquement autorisés à l'hôpital, pour la fabrication des laitages :
A. Vrai ❑
B. Faux ❑

12. La réglementation en matière d'hygiène hospitalière préconise que les aides-soignantes contrôlent la température du réfrigérateur de l'office :
A. Chaque lundi ❑
B. Chaque quinzaine ❑
C. 1 fois par jour ❑
D. Selon le protocole du service ❑

13. Lors du ménage dans la chambre d'un patient, il faut :
A. Nettoyer du bas vers le haut ❑
B. Faire un balayage humide d'arrière vers l'avant de la chambre + les plinthes ❑
C. Essuyer le mobilier avec une éponge ❑
D. Rentrer le chariot dans la chambre ❑
E. Nettoyer du plus propre au plus sale ❑

14. Il est conseillé de stocker les produits frais amenés par les familles, dans le réfrigérateur de l'office plutôt que de les laisser dans la chambre du patient.
A. Vrai ❑
B. Faux ❑

15. Les salmonelles sont responsables des toxi-infections d'origines :
A. Cutanées ❑
B. Sanguines ❑
C. Alimentaires ❑
D. Parentérales ❑

16. Une infection croisée est :
A. Une infection hospitalière contractée par un patient auprès d'un soignant ou d'un autre patient ❑
B. Une infection hospitalière contractée à l'hôpital au bout de 48 h ❑
C. Une infection hospitalière d'origine animale et végétale ❑

→ Corrigés

1. B et D
2. B
Faire une règle de trois : 1 sachet pour 0,5 L donc pour 2 L, il faut (2x1)/0,5.
3. B et C

4. C
5. A et C
6. B et C
7. A et B
8. B et D
9. A, B, D, E et F
10. C
11. B
12. C et D
13. B et E
14. B
15. C
16. A

Dans le cadre de la maîtrise des risques infectieux, les établissements sanitaires, sociaux et médico-sociaux mettent en place une stratégie de vigilance qui a pour objectif de prévenir ces risques par le biais :

– des protocoles d'entretien de locaux, du linge, du matériel constitués à partir des préconisations émises par les CLIN. Les produits utilisés sont classés par catégorie (détergents, désinfectants, détergents-désinfectants, détartrants, abrasifs). Ces protocoles s'appuient sur des principes simples :

- *pour obtenir du propre il faut utiliser du matériel qui soit lui-même propre,*
- *utiliser des techniques et des produits adaptés aux situations et aux germes potentiels,*
- *ne jamais mélanger les produits,*
- *toujours agir en allant du plus propre au plus sale pour ne pas contaminer ce qui est déjà propre,*
- *il est impératif de décontaminer avant de nettoyer, de nettoyer avant de désinfecter et/ou de stériliser ;*

– des procédures pour la prévention des risques infectieux liés à la gestion des aliments et des repas : en effet les microbes sont présents partout y compris sur et dans les aliments. Un aliment peut devenir dangereux s'il contient un nombre trop important de germes. Les précautions en matière d'hygiène alimentaire sont donc fondamentales tant dans la préparation que dans le conditionnement et la distribution. Il est conseillé aux aides-soignants qui participent à la distribution et à l'aide aux repas de porter un tablier spécifique différent de celui des soins d'hygiène corporelle, de se laver les mains, de respecter les liaisons chaudes et/ou froides afin d'éviter la prolifération des germes dans les aliments ;

– la mise en place de différents circuits : la règle étant qu'un circuit sale ne rencontre jamais un circuit propre sans qu'il y ait isolement associé : un circuit comprend l'ensemble des différents trajets que peut suivre un objet (linge, repas, déchets) ou une personne (soignant, malade, visiteur) lors de ses déplacements dans la structure de soins : ce circuit peut constituer un moyen de propagation

de l'infection. Il y a donc deux grands circuits : celui dit du « propre » et celui dit du « sale » ;
– de commissions de vigilance (par exemple l'hémovigilance) qui assure la stratégie pour prévenir les risques sanitaires et infectieux potentiels dans les structures de soins. La vigilance sanitaire se définit ainsi : « dispositif qui vise à améliorer la sécurité des patients vis-à-vis des produits de santé. Il s'agit de la surveillance du risque d'incidents ou du risque d'accidents résultant de l'utilisation de médicaments, de produits sanguins labiles, de dispositifs médicaux, de réactifs, de tissus et de greffes » (I. Polain et F. Lespy, Gestion des risques, édition Lamarre, 2003).

2 Questions à réponses ouvertes et courtes

➤ Question 1

a. *Citez les signes locaux, observables d'un processus inflammatoire ou infectieux.*

b. *Lorsqu'un antigène pénètre dans l'organisme, il entraîne la fabrication de :* ....

c. *Définissez le terme trouvé à la question précédente.*

➤ Question 2

a. *Remplissez le tableau suivant :*

Vaccination	Sérothérapie
Action.................et.......................	Action.............. et ....
Immunité.....................................	Immunité..................................
Protection....................................	Protection.................................

b. *Définissez les termes suivants : sérothérapie et asepsie.*

➤ Question 3

a. *Citez les 5 phases ou périodes d'une maladie infectieuse.*

b. M. G. est hospitalisé dans un service de chirurgie orthopédique et a été opéré de la hanche droite avec pose d'une prothèse droite. Il est porteur de :

- une sonde urinaire ;
- un patch antidouleur ;
- une perfusion au bras gauche ;
- des bas de contention ;
- un pansement ;
- un drain de redon ;
- une vessie de glace.

Au vu des informations ci-dessus, citez les portes d'entrée propices à l'infection chez M. G. ?

➤ Question 4

a. *Que signifie le sigle DASRI ?*

Par quel type de traitements sont éliminés les DASRI ?

b. *Citez 4 situations de travail d'un aide-soignant qui nécessitent le port de gants à usage unique.*

c. *Citez 4 règles à respecter pour le tri du linge sale.*

➤ Question 5

a. *Lorsque vous changer l'alèse de madame Doris qui revient du bloc opératoire, vous vous piquez avec une aiguille restée malencontreusement dans le lit. Que faites-vous ? Décrivez toutes vos actions.*

b. *Citez les vaccinations obligatoires en France pour tout professionnel de santé.*

c. *Que signifie le sigle CHSCT ?*

➤ Question 6

a. *Définissez l'infection nosocomiale.*

b. *Quel organisme est chargé de la surveillance et de la prévention des infections nosocomiales dans un établissement de santé (en toutes lettres) ?*

➜ Corrigés

➤ Question 1

a. Rougeur, chaleur, douleur, gonflement/œdème.

La réaction inflammatoire se définit comme un état réactionnel caractérisé par les phénomènes cités ci-dessus. La douleur est due à l'excitation des nerfs ; la rougeur et la chaleur sont liées à la vasodilatation des capillaires et le gonflement (œdème ou tuméfaction) est issu du passage de plasma et de phagocytes à travers la paroi des capillaires (on nomme ce phénomène : diapédèse).

b. Lorsqu'un antigène pénètre dans l'organisme, il entraîne la fabrication d'anticorps plus ou moins spécifiques.

c. Substance naturelle ou engendrée par l'organisme à la suite de l'introduction d'un antigène.

La réaction immunitaire est la rencontre d'un antigène (agent étranger au corps humain qui peut être un microbe, une cellule anormale, une substance chimique ou organique) dans l'organisme amenant à la fabrication de globules blancs particuliers et des anticorps destinés à lutter contre cet antigène.

➤ Question 2

Vaccination	Sérothérapie
Action *préventive et lente*	Action *curative et immédiate*
Immunité *active*	Immunité *passive*
Protection *durable*	Protection *temporaire et de courte durée*

b. Sérothérapie : traitement par injection de sérum.
Le sérum contient les anticorps nécessaires pour lutter contre l'antigène. Par exemple, le sérum antitétanique est l'injection d'une substance contenant des anticorps permettant de lutter contre le microbe du tétanos.
Lorsqu'il y a un antigène qui infeste (ou infecte) un organisme, le corps fabrique des anticorps spécialisés pour lutter contre cet antigène. Une fois la maladie terminée, ces anticorps sont gardés en mémoire pour intervenir si une nouvelle infestation (ou infection) par le même type d'antigène se présente : c'est le principe de la vaccination. Par contre la sérothérapie consiste à injecter directement un sérum contenant déjà des anticorps prêts à l'emploi : l'organisme n'a pas à reconnaître l'antigène et à fabriquer des anticorps.
Asepsie : absence de tout germe capable de nuire.
Méthode ou technique visant à protéger l'organisme de toute contamination microbienne. Cette technique s'applique en particulier dans les blocs opératoires mais concerne toutes les activités de soins nécessitant l'absence de germes infectieux.

➤ Question 3

a. Les 5 phases ou périodes d'une maladie infectieuse sont : incubation, invasion, état, guérison, convalescence.
L'incubation est le temps où le germe s'installe dans l'organisme et se développe avant l'invasion.
La maladie se déclare et se manifeste par différents symptômes : c'est la phase d'état.
Le corps va développer une défense pour arriver à la guérison puis à la convalescence qui permet une récupération complète.
b. Les portes d'entrée propices à l'infection chez M. G. sont : la sonde urinaire, la perfusion, le pansement et le drain de redon.
La peau et les muqueuses forment une barrière naturelle contre les microbes. Si celles-ci sont transpercées (ici par l'aiguille de la perfusion, la cicatrice nécessitant un pansement, le drain) ou en contact avec un corps étranger (ici la sonde urinaire en contact avec la muqueuse de l'urètre), les germes ont la possibilité d'envahir l'organisme, ce qui entraînera une infection. Il est donc fondamental de surveiller les points d'entrée (point de ponction de la perfusion, cicatrice, sortie du drain de redon) pour détecter tous signes manifestant une réaction inflammatoire, mais aussi de surveiller les signes de l'infection généralisée : température, sueurs, tachycardie.

➤ Question 4

a. – DASRI signifie Déchets d'Activité de Soins à Risques Infectieux.
Ce sont des déchets de soins contenants des micro-organismes pouvant provoquer une maladie infectieuse.
Ces déchets doivent être récoltés dans un contenant étanche, résistant, possédant un système de fermeture efficace et facile à manipuler.
La couleur jaune de ces contenants est le plus souvent utilisée et permet d'identifier facilement ces déchets à risques.
– Ils sont éliminés par incinération (en usine spécifique).
Les établissements de soins sont responsables des déchets qu'ils produisent. La loi fait obligation aux professionnels de santé de garantir la traçabilité de leurs déchets. C'est la loi du 15 juillet 1975 et de l'arrêté du 7 septembre 1999. Chaque établissement de soins doit passer une convention avec des sociétés pour assurer l'élimination des déchets selon cette législation en vigueur. La collecte des déchets est donc assurée par des prestataires de services agréés.
b. Situations de travail d'un aide-soignant nécessitant le port de gants à usage unique : toilette urogénitale, tri du linge, changement de protection souillée, soins dans une chambre où un patient est en isolement, manipulation des déchets, changement de poubelle, désinfection des surfaces, du mobilier...
Le port de gants dans ces situations de soin permet à l'aide-soignant de se protéger contre un risque infectieux. En effet s'il est important de protéger le malade d'une contamination, il est tout aussi important que les soignants se protègent.
c. Règles à respecter pour le tri du linge sale :
– porter des gants si présence de liquide biologique ;
– ne pas déposer le linge sale par terre ;
– utiliser des paniers ou sacs de couleur pour le tri spécifique ;
– ne pas porter le linge contre soi ;
– se frictionner les mains avec une solution hydro-alcoolique (SHA) ou se laver les mains une fois le tri effectué ;
– éviter les manipulations inutiles de linge souillé.

➤ Question 5

a. Description des actions :
– laisser saigner ;
– laver la plaie à l'endroit de la piqûre avec du savon et de l'eau, bien rincer ;
– mettre en contact un antiseptique au moins 5 minutes (selon certains protocoles ce contact peut durer 10 minutes) ;
– avertir le cadre de santé du service ;
– faire une déclaration d'accident d'exposition au sang auprès du médecin du travail ou du CHSCT ;
– faire une sérologie (VIH, hépatite B et C) dans les 24 h et prophylaxie éventuelle par gammaglobuline ;

– un suivi médical est nécessaire : suivi sérologique à 3 mois et 6 mois après l'accident.

Les risques d'accident d'exposition au sang peuvent survenir chez un soignant dans le cadre de son exercice professionnel. Cet accident se définit par un contact avec du sang ou un liquide contenant du sang lors d'une piqûre avec une aiguille, lors d'une coupure avec un objet souillé, ou par un contact direct avec du sang ou du liquide contaminé sur une plaie, une peau non intacte ou une muqueuse. La procédure de prise en charge et de déclaration permettra de limiter au maximum le risque infectieux et s'il y a une contamination cela permettra au soignant de bénéficier d'une prise en charge dans le cadre de maladie professionnelle.

b. Vaccinations obligatoires en France pour tout professionnel de santé : antitétanique, antidiphtérique, antipoliomyélitique, contre l'hépatite B, le BCG.

Les vaccinations citées sont obligatoires pour exercer comme aide-soignant conformément à l'article L.3111-4 du Code de la santé publique relatif aux vaccinations des personnes exposées dans les professions paramédicales.

c. CHSCT : Comité d'Hygiène et de Sécurité et Conditions de Travail.

Ce comité est obligatoire pour tout établissement de soins occupant au moins 50 agents. Il est composé du chef d'établissement ou son représentant qui assure la présidence, des représentants du personnel non médecins, non pharmaciens, non odontologistes, dont le nombre varie en fonction du nombre total d'agents, et des représentants du personnel médical, pharmaciens et odontologistes. Ce comité a un rôle de contrôle, d'étude et de prévention des risques. Il a un droit de regard et émet un avis sur tout document se rattachant à sa mission et sur le règlement intérieur. Il dispose d'un droit d'alerte en cas de constat de danger grave.

➤ Question 6

a. Infection nosocomiale : maladie infectieuse contractée pendant une hospitalisation ou un séjour dans une structure de soin. Le délai d'incubation de la maladie doit donc être inférieur à la durée d'hospitalisation : on considère donc qu'une infection nosocomiale doit se déclarer au minimum 48 heures après l'admission du patient.

b. L'organisme chargé de la surveillance et de la prévention des infections nosocomiales dans un établissement de santé est le Comité de Lutte contre les Infections Nosocomiales.

Remarque : le décret du 6 mai 1988 a ordonné la création des CLIN avec pour mission d'organiser et coordonner une surveillance continue des infections nosocomiales, promouvoir les actions de formation des personnels de santé, fournir des données de surveillance aux DRASS, proposer des recommandations visant à limiter le développement des infections nosocomiales…

Le décret de novembre 1997 stipule que les établissements sanitaires, sociaux et médico-sociaux ont des obligations légales et réglementaires relatives à l'hygiène des locaux, du matériel, et aux conditions de la gestion et la prévention du ris-

que infectieux : tant pour les patients que pour le personnel (prévention des infections nosocomiales, vaccinations obligatoires du personnel, prévention et procédures lors d'accidents d'exposition au sang, prévention des risques lié à la sécurité en milieu de soin… font l'objet de différentes procédures à respecter par le personnel de santé).

La prévention des infections nosocomiales doit être le souci constant de tous, en effet, on compte environ 10 000 décès par an liés à une infection nosocomiale.

SUJET 2 IFAS du LEAP Saint-Joseph

Maurs – Novembre 2008

1 Questions à réponses ouvertes et courtes

➤ Question 1

Expliquez la vaccination et la sérothérapie.

➤ Question 2

Définissez :
– la flore intestinale ;
– la flore transitoire ;
– la stérilisation ;
– le vaccin.

➤ Question 3

Donnez les objectifs pour les précautions suivantes :
– les précautions de contact ;
– les précautions d'air ;
– les précautions gouttelettes.

➤ Question 4

Citez deux précautions standard pour prévenir une contamination d'un patient contaminé à un soignant.

➤ Question 5

Citez les trois étapes d'un lavage simple des mains en précisant leur intérêt.

➤ Question 6

Citez trois voies de pénétration des germes et donnez un exemple pour chacune d'entre elles.

➤ Question 7

Pourquoi plantes et fleurs sont-elles interdites dans les services hospitaliers ?

➤ Question 8

Que signifient les initiales DASRI ?

➤ Question 9

Donnez la conduite à tenir en cas d'exposition au sang.

➤ Question 10

Répondez par vrai ou faux aux affirmations suivantes :

a. *Le chariot magasin peut entrer dans la chambre du patient.*

b. *Je peux garder ma tenue professionnelle pour aller manger au self de l'établissement.*

c. *Le linge propre non utilisé ne doit pas rester dans la chambre.*

d. *Les infections nosocomiales sont contractées lors d'un séjour en service de soins.*

e. *Il faut porter des gants à usage unique lorsqu'il y a un risque de contact avec un liquide biologique.*

f. *La substance contenue dans un aérosol est valable 24 h.*

g. *Un détergent a un pouvoir désinfectant et nettoyant.*

h. *Une friction à la solution hydro-alcoolique a une action exclusivement nettoyante.*

➤ Question 11

Expliquez la contamination endogène.

➤ Question 12

Pourquoi pratiquer un balayage humide ?

➤ Question 13

Que signifient les initiales CLIN ?

➤ Question 14

Donnez la définition d'un bionettoyage.

➤ Question 15

Comment vous organisez-vous lorsque vous devez effectuer le nettoyage d'une chambre en isolement protecteur et en isolement septique ? Justifiez votre réponse.

➤ Question 16

Quels sont les intérêts des sacs hydrosolubles ?

→ Corrigés

Dans ce type d'exercice il vous est demandé de répondre précisément : pour cela lisez bien la question pour identifier ce qui est attendu comme réponse. Puis construisez votre réponse en vous appuyant sur vos connaissances mais aussi sur votre expérience de stage.

➤ Question 1

La vaccination permet au sujet de fabriquer des anticorps : cette immunité est lente mais durable.
La sérothérapie consiste à injecter des anticorps fabriqués par un autre organisme : cette immunité est immédiate mais de courte durée.
La vaccination et la sérothérapie sont des mesures qui permettent à l'organisme de se protéger des infections en acquérant des moyens de défenses immunitaires plus forts.

➤ Question 2

– La flore intestinale : ensemble de micro-organismes vivant naturellement sur la couche superficielle de l'épiderme.
– La flore transitoire : ensemble de micro-organismes de passage acquis au contact des personnes, des surfaces ou objets touchés au cours des gestes quotidiens.
– La stérilisation : opération permettant d'éliminer ou de tuer les micro-organismes portés par des milieux inertes.
– Le vaccin : substance qui provoque une immunité spécifique.
Ce sont des définitions vues en cours : il est nécessaire de les retenir car elles composent les connaissances mobilisables pour agir de manière adaptée.
Par exemple :
– lors de la prise d'antibiotique, il est nécessaire de compenser la destruction de cette flore intestinale par ces mêmes antibiotiques par des levures ou des yaourts. Cette flore intestinale est nécessaire au bon fonctionnement de la digestion ;
– la flore transitoire est celle que l'on élimine par le lavage des mains et l'utilisation de la solution hydro-alcoolique. Comme son nom l'indique, elle est de « passage » ;
– la stérilisation est le moyen le plus efficace de destruction des germes : il est donc nécessaire de bien comprendre son principe lorsque l'on travaille dans un bloc opératoire mais aussi lorsque l'aide-soignant aide à la réfection de pansement avec l'infirmière. Il ne faut pas toucher ce qui est stérile, c'est-à-dire ce qui ne porte aucun germe, car justement nos mains sont riches d'une flore transitoire que l'on ne peut complètement éliminer et qui contaminerait le pansement ou l'objet de soin qui se doit d'être stérile dans certaines situations.

➤ Question 3

– Les précautions de contact : faire barrière à la transmission par les mains ou la tenue de travail.
– Les précautions d'air : faire barrière à la transmission aérienne.
– Les précautions gouttelettes : faire barrière à la transmission par les sécrétions trachéo-bronchiques.
Ces précautions permettent de prévenir les infections ou tout du moins de limiter au maximum la propagation des germes suivant leur type de transmissions.

➤ Question 4

Précautions standards pour prévenir une contamination d'un patient contaminé à un soignant :

- friction des mains entre deux patients ou deux activités ;
- port des gants si risque de contact avec des liquides biologiques ;
- port d'une tenue de protection ;
- gestion du matériel souillé (manipulation précautionneuse, respect des protocoles de décontamination, de nettoyage et de stérilisation si nécessaire) ;
- vaccinations obligatoires pour les personnels de santé à jour.

Le comité d'hygiène et de sécurité a pour mission de contrôler si les dispositions législatives et réglementaires, les consignes d'hygiène et de sécurité sont appliquées dans l'établissement. Ce comité s'assure du bon entretien des dispositifs de protection. Il s'assure de la formation du personnel de manière à ce que celui-ci connaisse les règles lui permettant de se protéger d'une contamination possible.

➤ Question 5

Étapes d'un lavage simple des mains :

- le savonnage : produit de la mousse qui englobe les micro-organismes présents à la surface de la peau ;
- le rinçage : élimine la mousse et les micro-organismes par l'action mécanique de l'eau. Il protège aussi le revêtement cutané ;
- le séchage : évite le dessèchement cutané et la prolifération microbienne par excès d'humidité.

La transmission manuportée est la principale responsable des infections nosocomiales. Cela montre l'importance du lavage des mains pour réduire le taux de germes sur celles-ci lors des différentes activités inhérentes aux soins.

➤ Question 6

Voies de pénétration des germes :

- voie digestive : aliments souillés ;
- voie sanguine : lors de transfusion par du sang contaminé ou par piqûre ou coupure par un instrument contaminé ;
- voie respiratoire : par inhalation de gouttelettes contaminées ;
- voie cutanéo-muqueuse : lorsque la barrière de la peau ou des muqueuses ne peut jouer son rôle protecteur par altération permettant la pénétration de germes infectieux ;
- corps étrangers : sonde, drain... introduit dans l'organisme. Ces corps étrangers peuvent être souillés et porteurs de germes contaminants.

L'organisme a la capacité de se protéger contre les germes infectieux : la peau et les muqueuses assurent cette barrière de protection mécanique (barrière naturelle) et chimique (facultés bactéricides des larmes, de la sueur, des sécrétions vaginales et de la salive).

➤ Question 7

Plantes et fleurs constituent des réserves à germes.

L'eau des vases, les plantes elles-mêmes, sont porteuses de germes et favorisent leur développement. Pour prévenir ces développements de germes et diminuer les risques infectieux dans des zones de soin, la réglementation hospitalière les a interdites.

➤ Question 8

DASRI : Déchets d'Activité de Soins à Risque Infectieux.

La loi du 15 juillet 1975 précise que tout producteur de déchets est responsable de l'élimination de ceux-ci. Cette loi a pour objectif de prévenir et réduire la production et la nocivité des déchets, d'organiser leur transport afin de réduire les risques pour la santé de la population. En 1997 et en 1999, cette loi sera complétée par la classification des déchets. Les déchets d'activités de soins à risques infectieux entreront dans la catégorie des déchets industriels spéciaux. Ce texte législatif précise les obligations par rapport au tri, au conditionnement, l'entreposage et le suivi de l'élimination de ces déchets à risques.

➤ Question 9

Conduite à tenir en cas d'exposition au sang :

- nettoyage immédiat à l'eau et au savon (sérum physiologique pour les muqueuses) ;
- rinçage efficace puis trempage 5 minutes dans un antiseptique ;
- prévenir le cadre de santé et contacter un médecin dans l'heure et le bureau du personnel dans les 48 h ;
- faire pratiquer les prélèvements et analyses pour le test rapide VIH, la sérologie du VIH, hépatite B et C (sauf refus) ;
- un suivi médical sera nécessaire et réalisé par l'intermédiaire de la médecine du travail : suivi sérologique (VIH et hépatite) avant le 8e jour suivant l'accident, à 3 mois et à 6 mois après l'accident.

Ces précautions permettent de diminuer dans un premier temps, le risque de contamination. Dans un deuxième temps, cela permet de détecter rapidement s'il y a contamination et d'assurer une prise en charge dans le cadre d'accident du travail.

➤ Question 10

a. Faux.
b. Faux.
c. Faux.
d. Vrai.
e. Vrai.
f. Faux.
g. Faux.
h. Faux.

➤ Question 11

Contamination endogène : auto-contamination du patient par ses propres germes, soit à l'occasion d'un geste invasif, soit s'il est immunodéprimé, soit par manque d'hygiène.

➤ Question 12

On pratique un balayage humide pour éviter que les particules de poussière ne volent.

➤ Question 13

CLIN : Comité de lutte contre les infections nosocomiales.

➤ Question 14

Bionettoyage : procédé destiné à réduire la contamination biologique des surfaces.

➤ Question 15

Je commence par le nettoyage de la chambre du patient en isolement protecteur en premier. Puis j'effectue le nettoyage de la chambre du patient en isolement septique en dernier. En effet, je commence par la chambre qui ne contient pas de germes et qui permet au patient d'être protégé de l'apport de germes extérieurs. Et je termine par la chambre du patient isolé car il est infecté. Cela permet de respecter la règle qui consiste que l'on nettoie toujours du plus propre vers le plus sale.

➤ Question 16

Les sacs hydrosolubles permettent de trier le linge dans la chambre du patient et se dissolvent dans l'eau (donc pas de contact direct pour la lingère).

MODULE 7

Transmission des informations

MODULE 7

Conseils méthodologiques

1 Présentation de l'épreuve

Compétences

Rechercher, traiter et transmettre les informations pour assurer la continuité des soins.

Objectifs de formation

Dans le cadre du rôle propre de l'infirmier, en collaboration avec lui et sous sa responsabilité, être capable de :

- identifier et rechercher les informations nécessaires sur les précautions particulières à respecter lors d'un soin et permettant de prendre en compte la culture du patient, ses goûts, son régime... ;
- transmettre les informations liées à la réalisation du soin et alerter en cas d'anomalie par oral, par écrit ou en utilisant les outils informatiques ;
- s'exprimer au sein de l'équipe de soin en utilisant un langage et un vocabulaire professionnel ;
- renseigner les documents assurant la traçabilité des soins en appliquant les règles ;
- rechercher, organiser et hiérarchiser l'information concernant le patient ;
- discerner les informations à transmettre dans le respect des règles déontologiques et du secret professionnel.

Niveau d'acquisition et limites d'exigence

Le rôle de l'aide-soignant dans la transmission des informations est approfondi.

Les modalités de transmissions sont étudiées en rapport aux différentes situations professionnelles.

Évaluation

L'évaluation est réalisée sous forme d'une épreuve écrite ou orale d'une durée de 1 heure, qui consiste en un cas concret de transmission d'informations à réaliser à partir de la présentation de cas cliniques.

L'épreuve est notée sur 20 points.

Il est nécessaire d'obtenir une note égale ou supérieure à 10 sur 20 pour valider le module 7.

CRITÈRES DE RÉSULTAT

– Les informations essentielles relatives à la situation de la personne sont recherchées et transmises par écrit et par oral.
– Le secret professionnel et les règles déontologiques sont respectés.

CRITÈRES DE COMPRÉHENSION

– L'importance de la transmission des informations et les moyens de l'assurer efficacement sont expliqués.
– Les conséquences d'une mauvaise transmission sont expliquées.

2 Conseils de préparation/ conseils méthodologiques

À partir des éléments contenus dans les référentiels de formation, de compétences et d'activités, le candidat doit être en mesure de répertorier, connaître et savoir utiliser de façon logique, pertinente et fiable tous les documents relatifs à la constitution du dossier de soins, dans son champ de compétence.

Le candidat renseigne en collaboration avec l'infirmier et sous sa responsabilité, les fiches de suivi, les feuilles de surveillance, les diagrammes et autres documents du dossier de soins.

Il retranscrit toutes les observations et activités de soins qu'il a réalisés quotidiennement au cours de sa période de travail, pour l'ensemble des personnes soignées dont il s'est occupé ou des informations qu'il a récoltées auprès des autres professionnels de santé ou de l'entourage.

Les transmissions, qu'elles soient orales ou écrites, se font en temps réel et sont réalisées par la personne qui a effectivement réalisé les activités de soins ou les observations.

Il est indispensable de noter sur chaque document la date, l'heure, le nom et la fonction de la personne qui assure la traçabilité d'une information, ainsi que d'apposer sa signature, une fois la transmission réalisée (valeur juridique).

Chaque feuille ou fiche du dossier de soins doit être identifiée : étiquette patient à coller systématiquement ou retranscrire l'identité du patient concerné.

Le candidat profitera des périodes de stage pour appréhender les différents supports sur lesquels sont réalisées les collectes et transmissions d'information, selon les services et en lien avec les procédures propres à chaque établissement, afin d'avoir une vision la plus exhaustive possible des pratiques en matière de transmission.

Le candidat doit être en mesure de différencier le caractère urgent ou non urgent d'une transmission concernant la santé d'un patient. Il doit être en mesure de différencier la fonction d'alerte, de celle de surveillance et d'évaluation.

Les règles déontologiques et professionnelles en matière d'information doivent être connues par le candidat, qui doit pouvoir se référer à la législation en vigueur (charte de la personne hospitalisée, loi du 4 mars 2002, Code de la santé publique, Code pénal...).

Le candidat doit être familiarisé avec les codes couleurs, les sigles et protocoles de retranscription des informations.

La rédaction des informations doit être claire, lisible par tous, fiable, pertinente et synthétique.

MODULE 7

Sujets d'entraînement

SUJET 1 IFAS de Vern-sur-Seiche

(Ille-et-Vilaine) – mai 2009

1 Situation clinique

Vous êtes aide-soignant(e) dans un service de soins de longue durée nommé « Les Bleuets ».

Aujourd'hui vous travaillez en horaire de coupe de 8 h 30 à 12 h 30 et de 16 h à 20 h, et vous avez avec vous une élève AS, pour vous aider.

Vous vous occupez de madame Lucette Z. née le 15/05/1917 (âgée de 92 ans) qui vit ici depuis 2 ans, suite au décès de son mari. Elle est entrée le 10 mai 2007.

Sa fille lui rend visite tous les jours. Elle est ravie d'être en maison de retraite car elle se sent entourée et en sécurité et assume bien cette situation.

Son degré d'autonomie correspond à un GIR 4, elle est orientée dans le temps et l'espace et ne présente aucun symptôme de type confusionnel. Elle aime communiquer et comprend toutes les consignes. Avant son placement, elle allait à la messe tous les dimanches, mais ne peut s'y rendre en ce moment car se sent trop fatiguée.

Sa toilette génito-anale est réalisée au lit par les soignants, du fait de la forte corpulence de madame Z.

Elle porte des changes anatomiques complets jour et nuit (minimum 4 changes par 24 h) car elle est incontinente urinaire et fécale, mais les soignants l'accompagnent aux WC le matin. Ce matin, elle est allée à la selle après le petit déjeuner.

Après être installée au lavabo, elle entretient seule son dentier et fait la toilette du haut de son corps. Elle a besoin d'aide pour enfiler et boutonner ses vêtements.

Des effleurages préventifs au sanyrène, du dos et du siège lui sont proposés matin et soir, bien que sa peau soit saine.

Elle marche avec un déambulateur, sous surveillance des soignants et est installée dans son fauteuil vers 10 heures après la toilette au lavabo.

Ce matin, en voulant attraper sa serviette, elle a glissé de sa chaise dans le cabinet de toilette, vers 10 h, alors que vous procédiez à la réfection de son lit. Vous constatez un hématome au niveau de la joue droite, elle dit avoir une douleur au coude droit, EVA à 4, mais n'exprime aucune autre plainte. Madame Z. se trouvait « coincée » entre la chaise et les toilettes, le sol était sec.

Étant plus fatiguée et ayant moins d'appétit depuis plusieurs jours, elle est aidée partiellement par les soignants pour la prise de ses repas et de ses médicaments.

Les repas sont pris le midi avec l'aide de sa fille qui compte beaucoup pour elle car elle se sent moins seule. Madame Z. doit être stimulée tout au long de la journée pour s'hydrater, car elle ne ressent pas toujours la sensation de soif.

Elle dort bien sans somnifère et se sent reposée. Sur sa demande, des barres de sécurité sont mises au moment du coucher car elle a peur de tomber (prescription médicale). Elle est couchée avec aide, après le repas du soir vers 18 h 30.

Elle a une respiration ample et sans bruit. Elle se pose des questions au sujet de sa fatigue. Elle se sent souvent seule dans la semaine et il lui est proposé d'aller en animation le lundi à 17 h car elle aime chanter. Elle ne souhaite pas y aller aujourd'hui. Un soutien relationnel a été mis en place par les aides-soignantes tous les après-midi, depuis un mois afin d'éviter une rechute d'un syndrome dépressif.

➤ Question 1

À l'aide de la situation décrite ce jour, vous renseignerez, sur le document adéquat : tous les niveaux de dépendances/indépendances de madame Z. et les particularités que vous avez identifiées en lien avec les besoins fondamentaux pour lesquels vous disposez d'informations.

➤ Question 2

Au regard des informations en votre possession, vous ferez des transmissions sur le document adéquat de vos activités de soins concernant madame Z., qu'il vous appartient de remplir ce jour pendant votre temps de travail.

➤ Question 3

Sur les documents adéquats, vous ferez des transmissions :

a. *Vous indiquerez la cible que vous avez identifiée comme prioritaire à la situation du jour pour madame Z., ainsi que les données en votre possession.*

b. *Vous noterez les actions aides-soignantes les plus plausibles que vous pensez mettre en place pour répondre à cette situation.*

c. *Vous assurerez la traçabilité de l'événement survenu lors de la toilette sur le document adapté.*

➤ Question 4

L'élève AS vous demande des conseils pour rédiger des transmissions écrites :

a. *Citez 4 règles à respecter lorsqu'un soignant écrit des transmissions sur le dossier de soins d'un patient.*

b. *Citez « les droits des usagers » en lien avec l'information à leur transmettre dès leur arrivée.*

➤ Question 5

Au regard des différents types de transmission que vous connaissez et des documents qui composent le dossier de soins infirmiers, dites quel type de transmission et sur quelle (s) feuille(s) ou fiche(s) de transmission(s) vous choisirez de retranscrire les activités de soins ci-dessous. Argumentez votre réponse.

ACTIVITÉS DE SOINS réalisés	Type de transmission + FEUILLE(S) DE TRANSMISSIONS	ARGUMENTATION/ FONCTION de cette transmission
TA 12/7		
Toilette partielle au lit à 8 h 30		
Douleur évaluée à 8 h à 6 avec pose de glace et IDE prévenue		
Quantité d'urines relevée à 8 h : 1 400 cc		
Demande à rencontrer la cadre pour un changement de chambre		
T° à 8 h : 39,2 °C avec frissons et sensation de chaleur		
Capiluve à 14 h		

➜ Corrigés

Préalable : le candidat a, dans son dossier, plusieurs documents vierges, qu'il devra choisir en fonction de ce qui lui est demandé dans cette validation du module 7.

➤ Question 1

Le choix du support de transmission sera la fiche « bilan d'autonomie » : le candidat renseignera, au regard des informations contenues dans la situation clinique, les capacités de madame Z. (selon les 14 besoins de Virginia Henderson) pour aujourd'hui 25 mai 2009.Le bilan d'autonomie se réactualise selon les modifications des capacités des personnes en termes d'autonomie.

Critères de validation de la question 1 :

- le choix du support : « fiche d'autonomie » est exact ;
- l'identité et la date de naissance de la personne sont reportées ;
- l'évaluation des capacités est exacte et fiable ;
- l'évaluation des capacités est complète.

ÉTIQUETTE PATIENT : Mme Z. Lucette, née le 15/05/1917 – Service LES BLEUETS

BILAN D'AUTONOMIE						
ÉVALUATIONS DES CAPACITÉS	Date : **25/05/2009**		Date :		Date :	
1/RESPIRER						
Sans gêne	X					
Dyspnée						
Aide technique (0_2, aérosol, kiné…)						
2/BOIRE ET MANGER						
Mange et boit seul						
Aide partielle	X					
Aide totale						
Alimentation entérale						
3/ÉLIMINER	U	S	U	S	U	S
Continent						
Continent si assistance						
Incontinent nuit						
Incontinent jour et nuit	X	X				
4/SE MOUVOIR						
Autonome						

BILAN D'AUTONOMIE			
ÉVALUATIONS DES CAPACITÉS	Date : 25/05/2009	Date :	Date :
Aide matérielle	X		
Aide aux transferts			
Dépendance totale			
5/DORMIR ET SE REPOSER			
Sommeil réparateur avec ou sans médication	X		
Sommeil parfois perturbé			
Troubles réguliers du sommeil			
6/SE VÊTIR ET SE DÉVÊTIR			
Sans aide			
Conseil, surveillance			
Aide partielle	X		
Aide totale			
7/MAINTENIR LA TEMPÉRATURE DU CORPS			
Autonome			
Besoin d'aide et surveillance			
8/ÊTRE PROPRE, PROTÉGER SES TÉGUMENTS			
Autonome			
Aide partielle au lavabo/lit	X		
Aide totale au lavabo/lit			
9/ÉVITER LES DANGERS			
Conscient des situations	X		
Confusion épisodique temps/espace			
Désorientation permanente			
Risque pour lui-même ou les autres			
10/COMMUNIQUER			
Comprend	X		
Difficultés de compréhension			
S'exprime seul	X		
Difficultés d'expression			

BILAN D'AUTONOMIE			
ÉVALUATIONS DES CAPACITÉS	Date : **25/05/2009**	Date :	Date :
11/AGIR SELON SES CROYANCES ET SES VALEURS			
Interférences de l'hospitalisation sur les pratiques	X		
Exprime un besoin d'aide			
Incapacité à exprimer ce besoin			
12/S'OCCUPER EN VUE DE SE RÉALISER			
Autonome			
Exprime un besoin d'aide et de support	X		
Difficultés à assumer sa situation			
13/SE RECRÉER			
Se distrait : autonome			
Exprime un besoin d'aide			
Besoin de stimulation	X		
Incapacité à se divertir			
14/APPRENDRE			
Exprime un besoin d'information/connaissance	X		
Méconnaissance de son état de santé			
Difficultés à mémoriser et fixer son attention			
Incapacité d'apprendre			

➤ Question 2

Le choix du support de transmission sera « le diagramme de soins » : il s'agit de retranscrire les activités de soins réalisées ce jour pour madame Z., réalisées par elle-même ou avec l'aide du soignant, sur la durée du temps de travail. Dans cette situation, le candidat travaille en horaire coupé : 8 h 30-12 h 30 et 16 h-20 h, il doit cocher ou renseigner (selon protocole) les cases sur son temps de présence. Ce qui est réalisé par ses collègues entre 12 h 30 et 16 h et à partir de 20 h ne sont pas à renseigner par lui. Le document est à signer à chaque fois (les initiales ne sont « juridiquement » pas valables).
Si une activité de soin nécessite une mise en alerte des collègues et renvoie à une transmission ciblée, le candidat mettra un astérisque en haut et à gauche de la case cochée : dans cette situation, la case « aide toilette au lavabo » doit comporter un astérisque.
Les activités prévues mais non réalisées seront cochées avec le signe : ↗ (ex. : animation à 17 h)

Critères de validation de la question 2 :

- le choix du support : « diagramme de soins » est exact ;
- l'identité et la date de naissance de la personne sont reportées ;
- les cases renseignées sont exactes et fiables ;
- la traçabilité des activités de soins est complète.

DIAGRAMME DE SOINS **ÉTIQUETTE PATIENT : Mme Z. Lucette** **née le 15/05/1917**
Service LES BLEUETS

Date	25/05/2009																
Horaires	**M**	**Mi**	**AM**	**S**	**N**	**M**	**Mi**	**AM**	**S**	**N**	**M**	**Mi**	**AM**	**S**	**N**		
HYGIÈNE/CONFORT																	
Toilette seule																	
Aide partielle toilette au lavabo	**X***																
Toilette partielle au lit	**X**																
Toilette complète au lit																	
Bain/Douche																	
Soin Bouche/Soin des yeux																	
Rasage/Manucure																	
Pédiluve/Capiluve																	
Prévention escarre	**X**			**X**													
Aide : **H**abillage/**D**éshabillage	**AH**			**AD**													
Pose de bas de contention																	
Autre : appareil dentaire seule	**X**																
ÉLIMINATION																	
Accompagnement WC	**X**																
Montauban																	
Pose étui pénien																	
Vidange poche urines																	
Change : **A**natomique/**Co**mplet	**CC**	**CCC**		**CC**													
Selles	**S**																
Autre :																	

Horaires	**M**	**Mi**	**AM**	**S**	**N**	**M**	**Mi**	**AM**	**S**	**N**	**M**	**Mi**	**AM**	**S**	**N**		
SÉCURITÉ/ MOBILISATION																	
Aide **L**ever/**A**ide **C**oucher	**AL**			**AC**													
Installation fauteuil	**X**																
Aide à la marche																	
Déplacement/Déambulateur	**X**			**X**													
Barrières				**X**													
Autre :																	
ALIMENTATION																	
Installation au repas	**X**			**X**													
Aide au repas	**X**			**X**													
Surveillance hydratation	**X**	**X**	**X**	**X**													
Repas avec famille		**X**															
ACTIVITÉS																	
Accompagnement animation			x↗														
Soutien relationnel			**X**														
Passage psychologue																	
Autre :																	
Signature : IDE/AS	**X**	**X**	**X**	**X**													

➤ Question 3

a. b. Le choix du support de transmission sera « la feuille de transmissions ciblées » : il s'agit d'y retranscrire une ou plusieurs observations réalisées ce jour concernant madame Z. et qui nécessite une « mise en alerte » des collègues pour signaler un événement particulier, survenu durant la prise en charge. Le candidat devra libeller la cible la plus pertinente possible dans son champ de compétence et selon la procédure apprise en formation et sur les terrains de stage. Il complétera les colonnes données, actions et résultats s'il a tous les éléments en sa possession.

Le document devra comporter « l'étiquette patient » ainsi que la date du jour, l'heure de l'événement et le nom, prénom, fonction et signature complète du candidat (l'épreuve étant anonyme : le candidat se référera aux consignes qui lui seront données dans l'énoncé).

Dans cette situation le candidat dispose « des données » uniquement. C'est à lui de trouver la cible (en service, les cibles sont validées par les IDE), et de proposer les actions les plus plausibles à mettre en place. Il n'y a pas de résultats à nommer dans cette situation.
Les données et les actions sont explicitées de manière fiable, compréhensible mais synthétique.

SERVICE : LES BLEUETS
ÉTIQUETTE PATIENT :
Mme Z. Lucette
Née le 15/05/1917

FEUILLE DE TRANSMISSIONS CIBLÉES

Date, heure Nom Fonction Signature	CIBLE	DONNÉES	ACTIONS	RÉSULTATS
25/05/09 10 h Nom et prénom du candidat + fonction + signature	CHUTE	– A glissé de sa chaise dans la salle de bains : en attrapant sa serviette – Retrouvée coincée entre chaise et WC (sol sec) – Hématome joue droite – Douleur au coude droit : EVA 4 – Pas d'autres plaintes	– IDE avertie – Évaluation état de conscience + prise des paramètres vitaux (donner les chiffres TA, pouls, FR et T°) – Poche de glace sur hématome (accord patiente + IDE) – Évaluation douleur + observation cuir chevelu et corps : voir si présence de plaies – Relever et réinstaller Mme Z. au fauteuil ou au lit selon état général et prescription – Fiche de chute remplie dans dossier et cadre avertie	Pas de résultats

c. Le document signalant un événement indésirable est à renseigner, en l'occurrence dans cette situation : la signalisation d'une chute sur la fiche « bilan de chute ». Le candidat doit remplir ce document car il était présent en premier, sur les lieux, au moment de l'événement. Cette traçabilité est obligatoire et fait partie des procédures en vigueur dans tout établissement de soins. Il sert de justificatif s'il y avait par la suite une plainte de la famille et du patient. Cette traçabilité initiale est réglementaire en cas de dommages post-chute.

« *Les documents du dossier de soins ayant une valeur probante, il s'agit de savoir qui est responsable lors d'un incident ou d'une éventuelle faute, et de le prouver* ».

Critères de validation de la question 3 :

– la cible est correctement identifiée et pertinente ;

– les données sont exactes et complètes ;

– les propositions d'actions sont exactes, complètes, pertinentes et dans le champ de compétence de l'AS ;

– la feuille de transmissions ciblées est correctement identifiée (patient + AS), datée et signée ;

– la feuille de chute est correctement renseignée et horodatée et signée.

ÉTIQUETTE PATIENT : Mme Z. Lucette. Service LES BLEUETS **BILAN DE CHUTE**

LES CIRCONSTANCES DE LA CHUTE

LE MOMENT DE LA CHUTE		**LES MOYENS DE CONTENTION**	
Date : **25/05/2009**		maintien au fauteuil	
Heure : **10 h**		barrières de lit	
		enfermement dans une pièce	
LE LIEU DE LA CHUTE		maintien au lit	
chambre du patient		Autre	
couloir		**LA PRÉSENCE D'UN SOIGNANT**	
WC		au moment de la chute	
escalier		sur site	
salle de bain	X	aux environs de la chute	X
salle à manger		pas de présence de soignant	
salon		Autre	
chapelle		**LA PROXIMITÉ D'AUTRES PERSONNES + CONTEXTE**	
jardin		qui	
allées		au moment de la chute	
rue		aux environs de la chute	
ascenseur		maladresse d'un autre patient/personne	
Autre : lieu		agressivité d'une personne	

LA HAUTEUR DE CHUTE		environnement calme	
lit		Autre	
chaise	**X**	**PERSONNES AVERTIES/APPELÉES**	
fauteuil		médecin du service	
fauteuil roulant		infirmière	**X**
toilettes/WC		cadre du service	
sa hauteur		SAMU	
Autre		cadre administratif de garde	
ÉTAT DU SOL/ENVIRONNEMENT		Autre	
encombré, non dégagé		PREMIER SOIGNANT SUR PLACE	
obstacle (seuil, bordure...)			
sol mouillé		Nom : **XXXXXXXX**	
sol sec	**X**		
Autres :		Prénom : **XXXXXX**	
ACTIVITÉS EN COURS			
se lever		Fonction : **Aide-soignant**	
se coucher			
s'asseoir		Signature : impérative	
franchir un seuil			
marcher/déambuler			
déambuler			
aller aux WC			
manger			
se laver/s'habiller	**X**		
Autre			

➤ Question 4

a. Règles à respecter lorsqu'un soignant écrit des transmissions sur le dossier de soins d'un patient :

- numéroter les pages de transmissions ;
- ne pas utiliser de correcteur : si erreur, barrer et écrire à nouveau ;
- ne pas sauter de lignes ;
- encre indélébile, pas de crayon de bois ;
- identifier chaque feuille avec l'identité du patient ;
- elles doivent se faire « en temps réel » et non de manière différée comme c'est le plus souvent le cas ;

– seul l'auteur des activités de soins doit tracer ce qu'il a réellement fait : personne ne peut le faire à sa place.

Le contenu du dossier de soin infirmier (et donc la notion de transmission des informations) est réglementé par le Code de la santé publique : livre II article R1112-2 et le décret du 11 février 2002 relatif aux actes professionnels et à l'exercice de la profession infirmière.

b. « Les droits des usagers » en lien avec l'information à leur transmettre dès leur arrivée :

– droit à l'information ;
– droit au consentement ;
– droit de « refus de soins » ;
– droit de « désignation d'une personne de confiance » ;
– droit à la confidentialité des informations concernant le patient.

« Toute personne a le droit d'être informé sur son état de santé. » (loi du 4 mars 2002 et article 1111-2 du Code de la santé publique).

Le principe du consentement libre et éclairé de la personne aux soins qui lui sont proposés est une obligation déontologique (loi du 4 mars 2002).

« Toute personne hospitalisée, apte à exprimer sa volonté, peut aussi refuser tout acte diagnostique ou tout traitement ou en demander l'interruption à tout moment » (Charte de la personne hospitalisée, 2006). Toutefois si par ce refus des soins la personne met sa vie en danger, le médecin, tenu par son obligation d'assistance, doit tout mettre en œuvre pour la convaincre d'accepter les soins indispensables.

La désignation d'une personne de confiance, dont le rôle est consultatif, doit être demandée au patient lors de son admission (loi du 4 mars 2002).

Chaque membre de l'équipe soignante doit connaître ses obligations à l'égard du caractère confidentiel des renseignements concernant la personne soignée (Code pénal article A.226-13).

Les informations à caractère privé, les confidences ne peuvent figurer sur le dossier de soins sans l'accord du patient (Code de la santé publique, article R.4311 ; convention des droits de l'homme et des libertés fondamentales du 4 janvier 1950).

➤ Question 5

ACTIVITÉS DE SOINS réalisés	Type de transmission + FEUILLE (S) DE TRANSMISSIONS	ARGUMENTATION/ FONCTION de cette transmission
TA 12/7	Fiche de surveillance des paramètres cliniques (= feuille de température)	Fonction d'évaluation et de surveillance Les valeurs sont dans les limites de la normale (pas de notion d'alerte)
Toilette partielle au lit à 8 h 30	Diagramme de soins	Suivi des activités de soins AS (fonction de surveillance)

ACTIVITÉS DE SOINS réalisés	Type de transmission + FEUILLE (S) DE TRANSMISSIONS	ARGUMENTATION/ FONCTION de cette transmission
Douleur évaluée à 8 h à 6 avec pose de glace et IDE prévenue	Feuille de surveillance des paramètres vitaux + feuille de transmissions ciblées + transmissions orales à l'IDE	Fonction d'alerte : il faut avertir l'IDE pour mise en place d'un traitement et évaluation et assurer la continuité des soins dans la journée (évolution)
Quantité d'urines relevée à 8 h : 1 400 cc	Fiche de surveillance des paramètres cliniques (= feuille de température)	Fonction d'évaluation et de surveillance Les valeurs de la diurèse sont dans les limites de la normale si le patient s'hydrate correctement et n'a pas de diurétiques (pas de notion d'alerte)
Demande à rencontrer la cadre pour un changement de chambre	Transmission orale au cadre du service ou la personne habilitée + feuille de transmissions ciblées	Réponse à apporter à la personne et assurer la continuité des soins
T° à 8 h 39,2 °C avec frissons et sensation de chaleur	Feuille de surveillance des paramètres vitaux + feuille de transmissions ciblées + transmissions orales à l'IDE	Fonction d'alerte : il faut avertir l'IDE pour mise en place d'un traitement et évaluation et assurer la continuité des soins dans la journée (évolution)
Capiluve à 14 h	Diagramme de soins	Suivi des activités de soins AS (fonction de surveillance)

SUJET 2 IFAS du CH d'Ussel – Région Limousin

Situation clinique

Ce jour, vous travaillez en tant qu'aide-soignante en poste du matin, de 6 h 30 à 14 h, dans un service de médecine. Vous prenez en charge madame D., 92 ans, admise dans le service il y a trois jours pour surinfection bronchique et déshydratation.

Un traitement antibiotique et de l'oxygénothérapie à 3 litres/minute, ainsi que la pose d'une perfusion ont été prescrits, à l'entrée.

Mme D. est peu autonome, incontinente fécale et urinaire, et porte des changes complets jour et nuit. Elle peut tout de même réaliser sa toilette du haut du corps seule, au fauteuil, si son état de santé le lui permet. Elle mange seule mais peu, et n'a pas de régime, il faut la stimuler pour boire. Mme D. est veuve, sans enfant ; elle reçoit peu de visites et dit s'ennuyer.

Lors de la relève, aux transmissions ce matin, vous apprenez qu'elle a toussé pendant la nuit et qu'elle a peu dormi.

À 7 h : vous venez prendre ses constantes et vous remarquez qu'elle est rouge et que ses yeux sont cernés. Sa température est de 39,2 °C. Vous la découvrez et transmettez à l'infirmière qui pose (sur prescription médicale) une perfusion contenant un antipyrétique, ainsi qu'une vessie de glace pour faire baisser la température de Mme D. Elle vous demande de la faire boire le plus souvent possible et de surveiller sa température.

À 8 h : vous l'installez pour le petit déjeuner, que Mme D. refuse en vous disant qu'elle n'a pas faim, elle accepte de boire un verre d'eau.

À 9 h : vous aidez Mme D. à faire sa toilette, elle vous demande de la faire au lit entièrement, car elle se sent trop fatiguée ce matin et ne souhaite pas se lever au fauteuil. Lorsque vous réalisez sa toilette intime, vous constatez qu'elle a eu des selles liquides et que son sacrum est irrité et rouge. Vous réalisez une prévention d'escarre au *Sanyrène* (protocole du service) et décidez d'installez un matelas anti-escarre au niveau du siège. La toilette et l'effleurage ont soulagé Mme D., qui dit se sentir mieux. Vous l'installez confortablement et lui faites un soin de bouche non médicamenteux avant de lui faire boire un verre d'eau.

À 10 h : vous reprenez la température de Mme D. et vous la trouvez dyspnéique, encombrée, n'arrivant pas à expectorer. Ses lèvres sont cyanosées et elle dit être gênée pour respirer ; sa température est de 39,6 °C. vous l'installez en position demi-assise et appelez l'infirmière immédiatement, qui réalise une aspiration trachéale. Elle vous demande de renouveler la vessie de glace.

Une demi-heure plus tard, vous repassez voir Mme D. : elle se sent plus confortable, respire bien, ses lèvres sont rosées. Elle boit un nouveau verre d'eau.

À 12 h : vous réalisez un change, Mme D. a de nouveau des selles molles cette fois. Vous réalisez une toilette intime et une prévention d'escarre au niveau du siège, car la peau est toujours rouge (vu avec IDE : l'état cutané ne nécessite pas de pansement au niveau du sacrum pour l'instant). Vous reprenez la température de Mme D. qui est de 38,2 °C et vous changez l'alèse du lit. Mme D. vous remercie, elle se sent mieux et vous demande de lui servir son repas au lit. Vous l'installez pour le repas, réalisez un soin de bouche de confort avant le repas et lui proposez un bol de bouillon qu'elle accepte, ainsi qu'un yaourt, une demie banane et un bol de tisane. Elle tousse encore un peu mais n'est plus encombrée.

À 13 h 30 : quand vous repassez avant votre départ, Mme D. s'est endormie et n'est pas dyspnéique.

➤ Question 1

Vous réaliserez les transmissions qu'il vous appartient de retranscrire sur le diagramme de soins et les fiches de surveillance d'hydratation et alimentaire.

➤ Question 2

Rédigez vos transmissions ciblées concernant Mme D. sur votre temps de travail.

➤ Question 3

Citez 6 points prouvant l'intérêt du diagramme de soin.

➤ Question 4

Sur le plan législatif, l'infirmière est responsable de l'organisation et de la gestion du dossier de soin infirmier ; expliquez en quoi consiste la participation de l'aide-soignante dans la tenue de ce dossier.

→ Corrigés

➤ Question 1

Critères de validation de la question 1

Diagramme de soin :

- l'identité et la date de naissance de la personne sont reportées ;
- les cases renseignées sont exactes et fiables ;
- la traçabilité des activités de soins est complète ;
- les renvois aux cibles sont renseignés et exacts ;
- le diagramme est daté et signé (ou initiales de l'AS reportés + qualification).

Fiches de suivi alimentaire et d'hydratation :
– les fiches sont identifiées : nom et prénom de la personne, datées et signées par l'AS avec sa qualification ;
– Les fiches sont : complètes, exactes et fiables.

DIAGRAMME DE SOINS **ÉTIQUETTE PATIENT : Mme D., 92 ans** **SERVICE : MÉDECINE**

Date	**Du jour**													
Horaires	**8 h**	**9 h**	**10 h**	**12 h**										
HYGIÈNE/CONFORT														
Toilette seul														
Aide partielle toilette au lavabo														
Toilette partielle/intime au lit				X*										
Toilette complète au lit		X*												
Bain/douche														
Soin bouche		X		X										
Rasage/manucure														
Pédiluve/capiluve														
Prévention escarre		X*		X*										
Aide : habillage/déshabillage														
Pose de bas de contention														
autre :														
ÉLIMINATION														
Accompagnement WC														
Montauban														
Pose étui pénien														
Vidange poche urines														
Change : anatomique/complet		CCC		CC										
Selles (L/M/N)		L*		M*										
Autre :														
SÉCURITÉ/MOBILISATION														
Aide lever / aide coucher														
Installation fauteuil		♐												
Aide à la marche														
Déplacement/déambulateur														

Date	Du jour													
Horaires	**8 h**	**9 h**	**10 h**	**12 h**										
Barrières														
Autre : vessie de glace			X											
ALIMENTATION														
Installation au repas	X			X										
Aide au repas														
Surveillance hydratation	X	X	X	X										
Repas avec famille														
ACTIVITÉS														
Accompagnement animation														
Soutien relationnel														
Passage psychologue														
Autre :														
Signature : IDE/AS	AS	AS	AS	AS										

Sur ce diagramme, il s'agit de retranscrire les activités de soins réalisées ce jour pour Mme D. réalisées par elle-même ou avec l'aide du soignant, sur la durée du temps de travail. Dans cette situation, le candidat travaille en horaire de matin et réalise des activités de soins jusqu'à 13 h 30. Il doit cocher ou renseigner (selon protocole) les cases sur son temps de présence. Les activités réalisées par ses collègues ne sont pas à renseigner par lui (ex : la pose de vessie de glace par l'IDE à 7 h ou l'aspiration trachéale). Le document est à signer à chaque fois avec la qualification du professionnel (les initiales ne sont « juridiquement » pas valables sauf consigne service).

Si une activité de soin nécessite une mise en alerte des collègues et renvoie à une transmission ciblée, le candidat mettra une « astérisque » en haut et à gauche de la case cochée. Dans cette situation : les cases « toilette complète au lit », « prévention escarre » et « selles » doivent comporter une astérisque.

Les activités de soins prévues habituellement mais non réalisées seront cochées avec le signe : ↗ (ex : l'installation au fauteuil à 9 h pour la toilette du haut du corps, aujourd'hui la toilette est réalisée au lit).

La case « installation au repas » est cochée le matin, même si la personne refuse son petit déjeuner car l'AS a réalisé cette activité de soin. L'absence de prise de petit déjeuner sera retranscrite sur la fiche de suivi alimentaire.

FICHE D'HYDRATATION SERVICE : MÉDECINE
ÉTIQUETTE PATIENT : Mme D., 92 ans (date de naissance à préciser)

Date	Heures/quantité/qualité	Nom, signature et fonction
Date du jour à retranscrire	8 h : 1 verre d'eau 9 h : 1 verre d'eau 10 h 30 : 1 verre d'eau 12 h : 1 bol de tisane	Nom + fonction + signature de l'AS ce matin obligatoire

Quantité à noter : en verre, tasse, bol ou mL
Qualité à noter : type de boisson

Sur la fiche de suivi d'hydratation, les boissons données par l'aide-soignante sont à retranscrire en notant la quantité, le type de boisson et l'heure, afin de pouvoir comptabiliser en fin de journée les quantités absorbées par le patient et réaliser un « bilan des entrées /sorties » et évaluer par l'infirmière l'état d'hydratation de la personne.

Dans cette situation, on pourrait retranscrire à 12 h le bouillon pris par Mme D. si on n'avait pas de fiche de suivi alimentaire, car le bouillon est un « liquide » : la méthodologie de retranscription des données alimentaires ou d'hydratation fait l'objet d'un protocole propre à chaque service que le candidat doit connaître. Il est nécessaire d'identifier la fiche et de signer ces transmissions (valeurs juridiques du dossier de soins).

FICHE DE SURVEILLANCE / ALIMENTATION SERVICE : MÉDECINE
ÉTIQUETTE PATIENT : Mme D., 92 ans

Date	MATIN	Signature Fonction	MIDI	Signature Fonction
Date du jour A renseigner		Nom Fonction Signature obligatoire	1 bol bouillon 1 yaourt 1/2 banane	Nom Fonction Signature

Sur la fiche de surveillance alimentaire, l'AS ne doit rien retranscrire dans la colonne « matin » car la personne n'a pas déjeuné, mais doit tout de même signer la fiche pour transmettre la surveillance réalisée. Pour le repas de midi, les quantités et qualités du repas pris par Mme D. sont à renseigner et l'AS signera également ses transmissions (afin de pouvoir être interpellée par les autres professionnels pour la continuité des soins). « Le bouillon » pourrait être également retranscrit sur la fiche de suivi d'hydratation. Les suivis du goûter et du repas du soir seront renseignés par les collègues qui seront en horaires d'après-midi.

➤ Question 2

Critères de validation de la question 2 :

– capacité à analyser la situation du jour : les cibles sont pertinentes et significatives (elles sont en réalité validées par l'IDE) ;
– capacité à retranscrire les données de manière précise, suffisante et située dans le temps ;
– capacité à retranscrire les actions : l'énoncé est clair, précis et les actions sont situées dans le temps ;
– Les actions sont évaluées.

FEUILLE DE TRANSMISSIONS CIBLÉES N° 1 SERVICE : MÉDECINE
ÉTIQUETTE PATIENT : Mme D., 92 ans

Date, heure Nom Fonction Signature	Cible (validée par l'IDE)	Données	Actions	Résultats
Date du jour (couleur bleu ou noire) Nom de l'AS Fonction et signature	Hyperthermie	À 7 h : T° 39,2 °C, yeux cernés et faciès rouge	IDE prévenue A été découverte Vessie de glace posée par IDE + antipyrétique par perfusion ; T° à recontrôler (demande IDE) + faire boire	
		à 10 h : T° 39,6 °C	Ai donné un verre d'eau Fiche de suivi hydratation mise en route Renouvellement vessie de glace, continuer surveillance T°	L'a bu en entier
		À 12 h : T° 38,2 °C	Ai donné une tisane Continuer à surveiller la T°	L'a bu en entier

Date, heure Nom Fonction Signature	Cible (validée par l'IDE)	Données	Actions	Résultats
	Encombrement Dégagement inefficace des voies respiratoires	À 10 h : tousse beaucoup, très encombrée et cyanosée	Mise en position 1/2 assise IDE prévenue (a fait une aspiration trachéale)	10 h 30 : se sent mieux, moins dyspnéique et teint rosé 12 h : respire bien, tousse encore un peu
	Altération de l'état général et inappétence	Très fatiguée ce matin, n'a pas voulu se lever pour sa toilette A refusé son petit déjeuner et a souhaité prendre le repas de midi au lit	Toilette réalisée au lit et installée au lit pour le repas de midi Fiche de suivi alimentaire mise en route	A peu mangé
	Altération du transit et de l'état cutané	9 h : selles liquides et sacrum rouge et irrité 12 h : selles molles et siège rouge	Surveillance des selles et changes à réaliser plus souvent (9 h et 12 h) ; Prévention d'escarre au *Sanyrene*, matelas anti-escarre installé au niveau du siège	Vue par IDE Pas de pansement au siège Soulagée par toilette, prévention escarre et change à 2 reprises

Sur la fiche de transmissions ciblées, les 4 cibles les plus pertinentes sont identifiées et libellées en utilisant un vocable professionnel et autorisé pour les IDE et AS (altération de et/ou diagnostic infirmier ; syndrome ou symptôme...). Les diagnostics médicaux ne peuvent pas être utilisés comme cible. Dans cette situation, les cibles correspondent aux astérisques du diagramme de soin : les activités de soins retranscrites avec astérisque renvoient à des transmissions écrites ciblées à réaliser pour assurer la continuité des soins et relèvent de la fonction « d'alerte ».
Les données, les actions du jour et les résultats sont horodatés, précis, fiables (selon énoncé du texte/réalité de la situation de Mme D. ce jour) et sont retranscrits de manière synthétique mais compréhensible par tous.

La feuille de transmissions ciblées est identifiée, numérotée et signée par le professionnel (aspect juridique du dossier de soins/traçabilité).

➤ Question 3

– Traçabilité des soins : avec un gain de temps dans la transmission écrite en évitant les retranscriptions inutiles des soins répétitifs et réguliers ; il est opérationnel et facile d'utilisation (utilisation de codes).
– Valorisation du travail des paramédicaux.
– Valeur juridique.
– Poser des objectifs de soin : en favorisant l'interactivité, la mise en commun et le dialogue entre professionnels.
– Renseigner sur l'évolution de l'état de santé des personnes soignées (lecture horizontale).
– Renseigner sur le degré d'autonomie des personnes soignées en lien avec des activités coutumières (lecture verticale).
Le diagramme de soins ou d'activités est un tableau reprenant les actes les plus fréquemment dispensés dans les unités de soins et répertoriés selon les différentes dimensions du soin : soins du rôle propre, sur prescription, en collaboration.
C'est un tableau de bord du suivi du patient et de l'ensemble des soins effectués. Il permet aussi aux professionnels de quantifier et évaluer l'activité du service en terme de soins.

➤ Question 4

Dans son programme de formation théorique et à l'issue des 24 semaines de stage, l'aide-soignante acquiert la compétence 7 suivante : « rechercher et transmettre des informations ». Elle travaille sous la responsabilité de l'infirmière. De ce fait, elle est donc habilitée et tenue d'écrire ses observations, surveillances et activités de soins qu'elle a réalisés avec ou pour les personnes qu'elle prend en charge, en collaboration avec l'infirmière.
Aspect législatif à connaître par le candidat lors de sa formation : il pourra s'y référer
1. Circulaire n° 88 du 15 mars 1985 :
« Le guide du service de soins infirmiers aborde les préalables à la mise en place du dossier de soins, sa stratégie d'implantation, sa structure, ses aspects éthiques et juridiques ainsi que l'archivage ».
2. Circulaire du 19 janvier 1996, relative au rôle et missions des aides-soignants et auxiliaires de puériculture dans les établissements hospitaliers :
« Une attention particulière doit être portée à la qualité des informations échangées entre l'infirmier ou la puéricultrice et l'aide-soignant ou l'auxiliaire de puériculture, tant au sein d'une même équipe que lors des changements d'équipe. Au moment de la transmission des informations écrites et orales, les aides-soignants et les auxiliaires de puériculture ont un rôle actif à jouer. Il

leur appartient de consigner, dans le dossier de soins, les observations qu'ils ont réalisées ».

3. En vertu du décret du 11 février 2002, relatif aux actes professionnels et à l'exercice de la profession d'infirmier :

Article 2 : « (...) de concourir à la mise en place de méthodes et au recueil des informations utiles aux autres professionnels et notamment aux médecins pour poser un diagnostic et évaluer l'effet de leur prescription ».

Article 3 : « (...) il peut élaborer, avec la participation des membres de l'équipe soignante, des protocoles de soins infirmiers relevant de son initiative. Il est chargé de la conception, de l'utilisation et de la gestion du dossier de soins infirmiers ».

4. Selon les recommandations de l'HAS de juin 2003 :

« Le dossier de soins :

– assure la traçabilité de toutes les actions effectuées (...) ;

– est un outil de communication, de coordination et d'information entre les acteurs de soins et avec les patients (...) ».

MODULE 8

Organisation du travail

MODULE 8

Conseils méthodologiques

Présentation de l'épreuve (en référence à l'arrêté du 22 octobre 2005 modifié)

Compétence

Organiser son travail dans une équipe pluri-professionnelle.

Objectifs de formation

Dans le cadre du rôle propre de l'infirmier, en collaboration avec lui et sous sa responsabilité, être capable de :

– identifier son propre champ d'intervention en particulier au regard des compétences infirmières ;
– organiser sa propre activité au sein de l'équipe en tenant compte de la planification de l'ensemble des activités du service et dans le respect des règles d'hygiène ;
– utiliser les outils de planification du service pour organiser sa propre activité.

Validation du module

La validation du module consiste en une épreuve écrite d'une heure, anonyme, notée sur 20 points, constituée d'un cas concret présentant un contexte de travail.

La condition de validation : obtenir une note égale ou supérieure à 10 sur 20.

Niveau d'acquisition et limites d'exigence

Le rôle et la participation de chaque membre de l'équipe sont abordés.

Le résultat en termes de production d'un travail d'équipe est analysé et valorisé, les moyens pour y parvenir sont traités.

Évaluation

CRITÈRES DE RÉSULTAT

L'activité du candidat prend en compte celle des autres membres de l'équipe.

CRITÈRES DE COMPRÉHENSION

– L'importance de la prise en compte de l'activité des autres professionnels de l'équipe est expliquée.
– Le candidat explique qui sont les membres de l'équipe de travail, quel est son positionnement dans l'équipe et les limites de son champ d'intervention.

Méthodologie de travail

Connaître le référentiel de formation qui cite les savoirs associés tant théoriques que procéduraux :

– les différentes professions de santé et les limites de leur champ de compétences ;
– la définition de l'équipe de soins et les responsabilités de chaque acteur ;
– notion d'organisation du travail, droit du travail ;
– les outils de planification des soins ;
– formation des pairs ;
– règles d'organisation de l'activité dans une équipe de soins : la journée de travail (actions quotidiennes, à la semaine, au mois...), les rythmes de travail et leur utilité, l'organisation du travail dans un groupe (quand, avec qui, pour quoi faire), la législation du travail ;
– règles d'encadrement d'un stagiaire : objectifs de stage, tutorat, évaluation.

À partir de ces éléments :

– être capable en stage de mobiliser ses connaissances pour organiser sa propre activité de manière adaptée au sein d'une équipe pluri-professionnelle ;
– être capable de répondre aux questions de la validation théorique du module en utilisant les connaissances acquises pendant la formation théorique et pratique (stage).

MODULE 8

Sujets d'entraînement

SUJET 1 IFAS de Vern-sur-Seiche (Ille-et-Vilaine) – Mai 2009

Cas concret

Vous êtes aide-soignant(e) à l'hôpital local dans le service de médecine générale qui comprend deux unités, A et B, de 24 lits chacune. Vous travaillez ce matin de 6 h 30 à 14 h 30 dans l'unité A.

L'équipe présente ce matin se compose de :

- 1 médecin ;
- 1 cadre de santé ;
- 1 kinésithérapeute.

Chacun d'entre eux est responsable de l'ensemble du service.

L'unité A comporte :

- 2 agents de service : ASH ;
- 3 aides-soignants (vous et deux collègues) : AS ;
- 2 infirmières (dont une à mi-temps de 7 h 30 à 13 h) : IDE ;
- 1 interne en médecine.

Deux stagiaires sont attendus ce matin :

- 1 élève aide-soignante pour 4 semaines qui doit valider le module 1 ;
- 1 élève BEP sanitaire et social en stage pour 2 semaines.

L'organisation du service est habituellement la suivante :

- les transmissions avec l'équipe de nuit s'effectuent de 6 h 30 à 6 h 45 ;
- la prise des paramètres cliniques commence à 7 h pour tous les patients (en binôme AS/IDE) ;
- le petit déjeuner est servi à 7 h 45 et desservi à partir de 8 h 15 ;
- le déjeuner est servi à 12 h et desservi à 12 h 45 ;
- l'infirmière organise les soins en lien avec l'aide-soignant entre 8 h 30 et 11 h 30 ;

- l'ASH commence l'entretien des chambres à partir de 9 h 45 ;
- l'interne est présent habituellement dans l'unité de 9 h à 12 h ;
- l'accueil des stagiaires se fait à 8 h par le cadre de santé, selon le protocole établi avec l'équipe.

Ce matin, vous devez effectuer les soins plus particulièrement auprès de madame Amélie, monsieur Edmond et madame Valentine.

Madame Amélie, 76 ans, a été admise dans le service il y a quatre jours pour surinfection bronchique et déshydratation. Elle est perfusée au bras gauche. Le médecin a prescrit une oxygénothérapie à 3 L/min et une antibiothérapie.

Madame Amélie est mariée ; son époux, qui se déplace avec difficulté, est resté dans leur appartement ; ses deux enfants, qui résident à l'étranger, lui téléphonent tous les deux jours. Sa petite-fille, madame Marie vient la voir tous les deux jours entre 13 heures et 15 heures.

Madame Amélie est très menue ; elle est coquette ; elle a peu d'autonomie mais apprécie de faire seule la toilette de son visage et de ses bras. Elle est incontinente urinaire depuis peu. Elle a besoin d'aide pour manger et a peu d'appétit; elle boit très peu. Le kinésithérapeute passe tous les matins après 9 h 30 pour une kinésithérapie respiratoire. La sonde à oxygène a été changée cette nuit.

Monsieur Edmond, 67 ans, 93 kg pour 1 m 68, a été hospitalisé il y a 5 jours en raison de douleurs gastriques rebelles au traitement que lui a prescrit son médecin traitant. Monsieur Edmond est veuf depuis quelques mois ; son visage est triste, il parle peu. Il présente des difficultés à la marche ; il porte des bandes de contention qui lui sont posées au lit ; il a besoin d'aide pour laver ses jambes et peut faire sa toilette au lavabo.

Monsieur Edmond est à jeun car il a rendez-vous aujourd'hui à 10 h 15 en service de radiologie pour un scanner abdominal ; l'ambulance est demandée pour 9 h 45 et une perfusion doit lui être posée dans le service avant l'examen.

Madame Valentine, 83 ans, veuve, est hospitalisée depuis une semaine pour asthénie et désorientation temporo-spatiale. Elle présente des séquelles d'hémiplégie gauche et porte son bras en écharpe ; elle est incontinente urinaire et fécale ; elle est particulièrement fatiguée ce jour en raison d'une diarrhée qui s'est installée depuis 48 heures. Elle porte un pansement au talon gauche que l'IDE souhaite refaire au moment de la toilette. Depuis hier, elle est fébrile ; à 3 heures, elle avait 38,2 °C ; le médecin a prescrit la surveillance des constantes T° et pulsations toutes les 4 heures.

➤ Question 1

Établissez sous forme de tableau une planification horaire des soins que vous réaliserez pour ces trois patients sur votre journée de travail.

➤ Question 2

a. *Que veut dire « collaborer en équipe » ?*

b. *Citez les 3 critères essentiels à une collaboration de qualité.*

c. *Citez deux exemples de collaboration entre l'infirmière et l'aide-soignant parmi les soins programmés aujourd'hui auprès de madame Amélie, monsieur Edmond et madame Valentine.*

➤ Question 3

Parmi les soins prévus aujourd'hui pour madame Amélie, monsieur Edmond et madame Valentine, quels sont ceux qui relèvent du champ de compétences de l'infirmière et ceux qui relèvent du champ de compétences de l'aide-soignant ?

➤ Question 4

Le cadre du service qui part en réunion de CHSCT vous confie mademoiselle Annie, élève aide-soignante. Mlle Annie vous demande ce qu'est le CHSCT et à quoi il sert. Que lui répondez-vous ?

➤ Question 5

Dans la soirée, vous rencontrez madame Marie, qui n'est pas venue aujourd'hui voir sa grand-mère ; elle vous demande des nouvelles car elle s'inquiète pour la fièvre que présente madame Amélie. Que lui répondez-vous ? Justifiez votre réponse.

➜ Corrigés

➤ Question 1

	Madame Amélie	Monsieur Edmond	Madame Valentine
6 h 45/7 h	Transmissions	Transmissions	Transmissions
7 h	– Prise de T°/pulsations – Surveillance perfusion et oxygénothérapie (en binôme) – Proposer à boire	– Prise de T°/pulsations	– Prise de T°/pulsations – Proposer à boire
7 h 30		– Lui rappeler qu'il est à jeun pour le scanner abdominal – L'aider à mettre de côté ce qui pourrait l'inciter à manger ou boire	

	Madame Amélie	Monsieur Edmond	Madame Valentine
7 h 45/8 h 15	– Aide au petit déjeuner – Inciter à boire		– Vérifier si selles et urines – Change si besoin – Aide au petit-déjeuner
8 h 30	– Aide à la toilette – Installation au lavabo – Surveillance perfusion + oxygénothérapie (en binôme) – Change – Proposer à boire		– Proposer à boire
9 h		– Toilette des jambes – Aide à l'IDE pour la pose des bandes de contention – Aide au lever et installation au lavabo	
9 h 30	– Proposer à boire	– Aide à l'IDE pour la pose de perfusion	– Proposer à boire
9 h 45	– Surveillance de la perfusion	– Préparer pour le départ en ambulance	
10 h			– Toilette/change – Aide à l'IDE pour la réfection du pansement
11 h	– Proposer à boire		– Prise de T° et pulsations
12 h/12 h 45	– Aide au repas – Inciter à boire	– Réserver le repas si non rentré de l'examen	– Aide au repas – Proposer à boire
13 h 45	– Proposer à boire – Surveillance perfusion et oxygénothérapie		– Vérifier si selles et urines – Change si besoin – Proposer à boire

➤ Question 2

a. C'est travailler avec un projet et des objectifs communs, en respectant les compétences de chacun pour une meilleure qualité des soins.

b. Les 3 critères essentiels à une collaboration de qualité sont :

- respect ;
- complémentarité ;
- écoute de l'Autre.

c. Exemples de collaboration entre l'infirmière et l'aide-soignant parmi les soins programmés aujourd'hui auprès des patients dont vous vous occupez :

– la prise des paramètres chez madame Amélie, monsieur Edmond et madame Valentine ;

– surveillance de la perfusion en observant les signes locaux (ex. : gonflement, rougeur, douleur…) et les signes généraux (ex. : ressenti du patient, douleur…). L'arrêt et le changement de la perfusion sont de la compétence de l'infirmière ;

– surveillance de l'oxygénothérapie en vérifiant l'état du patient (couleur du visage, fatigue, rythme respiratoire), le fonctionnement du matériel (débitmètre, le positionnement de la sonde). La remise en place éventuelle de la sonde est du domaine de compétence de l'infirmière ;

– l'aide au pansement auprès de madame Valentine.

Attention contre-exemple : l'aide à la pose des bandes à varices pour monsieur Edmond ne relève pas de la compétence de l'aide-soignant. L'aide-soignant peut poser les bas à varices, mais la pose des bandes relève de la compétence de l'IDE ; en effet, les bandes trop serrées peuvent devenir dangereuses pour la circulation sanguine.

➤ Question 3

	IDE	AS
Prise de la température	X	X
Pose d'une perfusion	X	
Surveillance d'une perfusion	X	X
Pulsations	X	X
Pose des bandes de contention	X	
Aide au petit déjeuner	X	X
Inciter à boire	X	X
Change	X	X
Pose de la sonde à O_2	X	
Surveillance de l'oxygénothérapie	X	X
Administration de l'antibiotique	X	
Surveillance de l'hydratation	X	X
Toilette au lit	X	X
Réfection du pansement	X	

➤ Question 4

Le CHSCT est le comité d'hygiène, de sécurité et des conditions de travail.

Le CHSCT est obligatoire dans tous les établissements occupant au moins 50 salariés. Néanmoins, les établissements de moins de 50 personnes peuvent se regrouper pour créer un CHSCT commun.

Le CHSCT :

- veille au respect des prescriptions légales et réglementaires relevant de ses compétences ;
- analyse les risques professionnels ;
- est informé de toute modification des conditions de travail ;
- procède à l'analyse des conditions de travail ;
- réalise des études, fait appel à des experts ;
- effectue des enquêtes suite à des accidents du travail.

L'aide-soignant peut faire partie du CHSCT.

Font également partie du CHSCT, l'employeur, le médecin du travail, le chef de sécurité, des infirmières et plusieurs autres salariés.

➤ Question 5

Vous lui répondez que vous ne pouvez pas lui donner d'informations, car vous êtes soumise au secret professionnel.

En effet, vous n'avez pas le droit de donner des éléments concernant l'état de santé d'un patient. De plus, cela ne rentre pas dans vos compétences mais dans celles de l'infirmière et du médecin.

Par contre, vous pouvez la rassurer en lui proposant d'appeler le service afin que l'infirmière puisse la diriger vers le médecin, habilité à donner des informations médicales.

SUJET 2 Région Bretagne
(Ille-et-Vilaine)

Cas concret

Vous êtes aide-soignante à l'EHPAD « Les épis d'or », établissement *privé à but non lucratif*. Vous travaillez aujourd'hui de 14 h à 21 h.

L'organisation générale du service est la suivante :

- 14 h 30 à 16 h : animation, sieste et soins divers ;
- 16 h : goûter en salle à manger ;
- 16 h 30 : soins divers, promenades... ;
- 18 h 30 : repas en salle à manger ;
- 19 h 30 : installation pour la nuit.

Vous êtes responsable du rez-de-chaussée (24 résidents) dont :

Madame Désirée, souffrant de démence, incontinente urinaire et fécale. Elle est diabétique insulinodépendante et doit avoir un contrôle de sa glycémie 3 fois par jour avant chaque repas.

Elle doit prendre deux collations par jour à 10 h et à 16 h. Le vendredi, à 15 h, elle doit participer à l'animation pâte à sel et reçoit la visite de sa fille comme tous les jours vers 16 h 30. Tous les repas ainsi que les collations se prennent en salle à manger.

Monsieur Pierre, malvoyant, doit être constamment guidé dans tous ses déplacements sauf dans sa chambre où il a ses repères. Il souhaiterait avoir un pédiluve cet après-midi. Il participe régulièrement à l'animation chant qui est prévue chaque jour vers 17 h, après le goûter, qu'il prend en salle à manger. Il faut l'accompagner dans le hall d'entrée où il passe le reste de son après-midi.

Madame Kleber a une démence de type Alzheimer. Elle est incontinente urinaire et fécale jour et nuit. Elle est très fatiguée ce jour car elle présente une diarrhée qui s'est installée depuis 36 h. Les soignants doivent effectuer de manière régulière une surveillance du transit, de son hygiène corporelle et de son état cutané. Étant asthénique, elle doit être recouchée après le goûter. Le dîner en chambre est préconisé pour ne pas la fatiguer davantage.

Monsieur Édouard est une personne présentant des séquelles d'hémiplégie gauche. Il déambule aisément à l'aide d'une canne tripode et son bras gauche en écharpe. À 16 h, ce jour, il a un rendez-vous chez l'ophtalmologue. Il ne manquerait pour rien au monde l'animation chant prévue ce jour à 17 heures. Il a un régime sans graisse car il a de l'hypercholestérolémie.

➤ Question 1

À partir des 4 situations décrites ci-dessus, complétez le tableau de planification ci-joint selon les exemples déjà indiqués en italique.

Heures	Mme Désirée	M. Pierre	Mme Kleber	M. Édouard
14 h				
14 h 30	***Surveillance de l'élimination + hygiène corporelle***			
15 h				
15 h 30				
16 h				
16 h 30				
17 h				*Accueil après la visite chez le spécialiste*
17 h 30				
18 h				*Préparation des repas*
18 h 30			*Aide au repas en chambre*	
19 h	*Changer la protection*			
19 h 30	*Débarrasser les tables*	*Débarrasser les tables*	*Débarrasser le plateau de la chambre*	*Débarrasser les tables*
20 h			*Installation pour la nuit* *Changer la protection*	
20 h 30				

➤ Question 2

À 18 heures, l'infirmière vous demande d'effectuer le contrôle glycémique de madame Désirée. L'infirmière vous explique que la plupart des personnes diabétiques sont capables de faire cette surveillance seule, et que par conséquent il n'y a aucun problème pour qu'une aide-soignante réalise ce soin.

a. *Que lui répondez-vous et pourquoi ?*

b. *Argumentez votre réponse.*

➤ Question 3

a. *Que signifient les sigles CIF et DIF ?*

b. *Quelle est l'amplitude horaire minimum à respecter entre 2 jours de travail ?*

c. *Citez les différents types de contrats de travail que vous connaissez.*

d. *Citez tous les éléments obligatoires devant figurer dans un contrat de travail.*

➤ Question 4

Le cadre du service CHSCT vous confie mademoiselle France, élève en BEP sanitaire et social. Mlle France vous demande ce qu'est la responsabilité professionnelle ? Que lui répondez-vous ?

➤ Question 5

Mlle Florentine, élève aide-soignante débute son second stage la semaine prochaine. Le cadre du service vous demande de participer à l'organisation de l'accueil et de l'encadrement de cette élève lors de sa première semaine.

Vous devez remettre votre « projet d'accueil et d'encadrement » par écrit, en précisant votre organisation sur les 5 premiers jours, et donner votre organisation pratique concernant les principes d'apprentissage.

➜ Corrigés

➤ Question 1

Heures	Mme Désirée	M. Pierre	Mme Kleber	M. Édouard
14 h	Transmissions	*Transmissions*	Transmissions	Transmissions
14 h 30	*Vérifier la protection*	Proposer pédiluve	Vérifier la protection	
15 h	Accompagner à l'animation pâtisserie	Réaliser pédiluve si accord		
15 h 30			Surveiller si change souillé	Préparer à la visite chez l'ophtalmo
16 h	Installation collation	Installation goûter	Installation goûter en chambre	
16 h 30	*Changer la protection pour visite de sa fille*		*Coucher car asthénie*	
17 h			Changer la protection	*Accueil après la visite chez le spécialiste*
17 h 30		Accompagner animation chant		Animation chant
18 h	Préparation des repas	Préparation des repas	Préparation des repas	*Préparation des repas*

Heures	Mme Désirée	M. Pierre	Mme Kleber	M. Édouard
18 h 30	S'assurer que l'HGT est fait par IDE avant repas + donner repas/ vérifier régime diabétique	Installation au repas	*Aide au repas en chambre*	Surveiller le régime et aide au repas
19 h	*Changer la protection*		Installation pour le coucher	
19 h 30	*Débarrasser les tables*	*Débarrasser les tables*	*Débarrasser le plateau de la chambre*	*Débarrasser les tables*
20 h	*Installation pour le coucher Changer la protection*	Installation pour le coucher	*Installation pour la nuit changer la protection*	Installation pour le coucher
20 h 30	*Transmissions*	Transmissions	Transmissions	*Transmissions*

➤ Question 2

a. Je refuse, je n'ai pas le droit.
b. Une injection ne fait pas partie des actes du rôle propre mais du rôle sur prescription. Elle ne peut donc pas être réalisée par l'aide-soignante.
L'injection ne fait pas partie du référentiel de compétences ni du référentiel de formation des aides-soignants.

➤ Question 3

a. CIF : congé individuel de formation.
DIF : dispositif individuel de formation.
b. 11 heures dans le secteur privé ; 12 heures dans le secteur public.
Entre un horaire d'après-midi et un horaire de matin le lendemain.
c. Contrat à durée déterminée avec ou sans terme et contrat à durée indéterminée.
d. Éléments obligatoires devant figurer dans un contrat de travail :
- dénomination et adresse employeur ;
- nom, prénoms ;
- date d'embauche ;
- durée de la période d'essai ;
- poste attribué (indication de la qualification et coefficient hiérarchique) ;
- rémunération de départ ;
- lieu de travail ;
- convention collective ;
- avantage en nature promis à titre individuel ne figurant pas dans la convention collective ou accord d'entreprise.

➤ Question 4

La responsabilité est l'obligation d'assumer les conséquences de ses actes.
Être responsable signifie sur le plan juridique répondre de ses actes avec lucidité et en assumer les conséquences.
Les aides-soignants sont responsables de leurs actes dans le cadre professionnel.
Il existe plusieurs responsabilités :

– la responsabilité morale concerne la conscience du bien et du mal (avez-vous effectué les actes de soin en respectant le protocole ?) ;
– la responsabilité civile concerne la réparation financière d'un dommage causé à autrui (lorsque vous détériorez involontairement un objet appartenant à un patient, vous devez dédommager la personne) ;
– la responsabilité pénale concerne une infraction à la loi (lorsque volontairement, vous cassez un objet, vous insultez, vous portez un coup à autrui ; vous nuisez à la personne).

➤ Question 5

• Accueil

J1-J2 : faire visiter le service, laisser l'élève observer son fonctionnement, lui expliquer et lui montrer les ressources disponibles (personnes, documents).
J1 à J5 (et pendant tout le stage) : temps d'observation pour les tuteurs, bilan des acquis, observer l'élève et voir ce qu'elle sait faire sur des soins de base.

• Demander ses objectifs à l'élève pour ce stage.

• Organisation pratique

Principes :
– montrer ;
– faire avec ;
– laisser faire et regarder ;
– réajuster si nécessaire ;
– ne laisser seule que sur des soins d'abord validés ;
– travailler le plus souvent possible avec l'élève, surtout en début de formation et/ou de stage ;
– évaluer au fur et à mesure ;
– programmer un bilan de fin de première semaine (élève, AS et cadre) ;
– si besoin valider d'autres actions pertinentes.

470771-(I)-6-OSB100°-NOR

Elsevier Masson SAS
62, rue Camille-Desmoulins
92442 Issy-les-Moulineaux Cedex
Dépôt légal : octobre 2009

Normandie Roto Impression s.a.s.
Zone industrielle de Montperthuis
61250 Lonrai
N° d'impression : 093172

Imprimé en France